# 日本人の腰痛

痛みの原因と正しい治療法

遠藤健司　編著

丸善株式会社

# まえがき

腰痛になってはじめてわかるのは、その字のとおり、腰は体の要（かなめ）であることです。腰痛があると、なにもできなくなってしまいます。とくに太ってくると体を動かすことがおっくうになるため、運動が不足がちになったり、姿勢が悪くなったりして腰痛がおこりやすくなってきます。しかし、腰痛で手術するのはいやなものです。手術しないで腰痛を治すには何に気をつけたらいいのか？　ヘルニアや脊柱管狭窄症になって手術しなければならなくなったとき、どうすればいいのか？　手術にはどんな危険があるのか、たくさん手術をしている病院は本当に安全なのか、どこの病院が多く手術をしているのか？　など、お医者さんに聞きづらいことを書きとめてみました。

国民の約八割は腰痛を経験していますが、私も、腰痛の診療をしながらにして腰痛持ちです。先日、獣医さんの腰痛を診る機会があって動物の腰痛について伺ったのですが、犬や猫も腰痛や坐骨神経痛は意外と多いとおっしゃっていました。患者さんの前では言いづらいのですが、腰痛持ちの整形外科医の先生は意外と多く、手術の経験をしている人もいます。痛みは外見からわかりづらいため、教科書を読んでも、手術をしてもなかなか実感できません。一見、元気そうに見えても、実は腰痛で悩んでいる人はたくさんいるものです。腰痛はいやですけれど、腰痛になってはじめて患者さんの気持がわかりました。体操で腰痛が治るのか、どんな生活習慣がいいのか、太ってきたらどうなるのか、自らの体験を通して納得することができました。

若いときには気にならなかった腰痛が発生し、多忙な日々のなかでなかばあきらめてしまっている人が、元気になってもらえるよう、本書が腰痛対策を知る道しるべとなればと思います。

最後に、平素ご指導をいただいている東京医科大学　山本謙吾教授、脊椎班の田中惠先生、田中英俊先生、小林浩人先生、鈴木秀和先生、大学院生のウチクン・アルマス氏、また、出版・編集にご苦労をいただいた丸善株式会社の安井美樹子氏、東　美由紀氏に感謝をいたします。

二〇〇九年五月　　遠　藤　健　司

# 目　次

## 第5章　齢をとった腰　57



## 第6章　代表的な腰痛疾患　67

■第1章

# 腰痛の真実

古代ヨーロッパでは、ぎっくり腰のことを「魔女の一突き」といって恐れていました。みえない誘因によって起きる疼痛（痛みのこと）のために歩行や体動も困難となるからでしょう。ぎっくり腰は、急性腰痛の総称として使われていますが、日本でも、比較的若い腰痛患者の七～八割がこのぎっくり腰であるといわれています。

クリニックや病院を受診した腰痛患者さんの多く（八五％）は原因が特定できない腰痛で、約五％が脊柱管狭窄症、約五％が椎間板ヘルニア、四％が圧迫骨折、一％が癌の脊椎転移や感染性脊椎炎、そして大動脈瘤や腎、婦人科疾患などが一％未満とされています。原因不明といっても、その多くは椎間板や関節、筋肉など痛みの原因はあるはずですが、はっきりとした外見が乏しいことや画像所見（画像での異常）が痛みを説明するとは限らないことから、その原因を特定できず、非特異的（原因不明の）腰痛と総称されます。椎間板変性があっても症状がない人は多く、脊椎変形があれば必ず腰痛で困るわけでもありません。

このような現実のなか、腰椎よりも心理・ストレスを含む心理的要因の人は一～二割だと思われます。腰部から起因する問題が主因であっても、障害期間や休職期間が長ければ長くなるほど、心理的要因の関与が大きくなると考えられています。

日本の人口は二〇〇五年をピークとして減少しはじめ、二〇〇六年には前年に比べて二万人

表1・1　年代別に腰痛の原因は変化する

| 年　代 | 腰痛の主原因 |
|---|---|
| 青壮年 | 椎間板ヘルニア　腰椎分離症　外傷・急性腰痛 |
| 中　年 | 腰椎すべり症　椎間板ヘルニア　慢性腰痛 |
| 高　齢 | 骨粗鬆症性腰痛　腰部脊柱管狭窄症　変形性腰椎症 |

減少しました。現在、世界でもっとも高齢化が進行しています。六十五歳以上の人口割合である高齢化率は、男性が約二〇％、女性が約二五％で、女性は超高齢化社会となりました。高齢化社会となるにつれ、腰痛や骨粗鬆症が身近な問題となる人も多くなりました（表1・1）。現在、千二百万人の骨粗鬆症患者がいるといわれています。二〇〇八年の『国民衛生の動向（厚生統計協会）』では、日本人が呈している症状で一番多いのは腰痛で、二位が肩こり、三位が各関節の痛みとなっています。整形外科あるいは柔道整復師が扱う疾患が日本人の一位から三位までを占めているのです。この章では、日本での腰痛について考えてみたいと思います。

## 現代日本人の腰痛

ＩＴ技術が普及した現代社会では、デスクワークで運動不足となり腰痛に悩まされている人はかなりの数にのぼり、近年はますます増加傾向にあります。とくに、ストレスなど心理的要因によって発生する腰痛は注目されています。これは、周囲の注意を引いて面倒をみてもらうため痛みを訴えるタイプと、目の前の現実逃避のために腰痛が出現するタイプのものがあります。前者は、老人や子供、まれに若い女性が痛みを訴える場合が多いと考えられ、後者は、現実逃避型と呼ばれています。学校や会社に行きたくないと思うあまり、行く時間になると痛みが出現するもので、昔、小学生などに多いと思われていた現象が、現代では社会全体にも出現しているのだと思います。

厚生労働省が実施した二〇〇四年の国民生活基礎調査によると、人口千人に対する腰痛の有訴者率（医療施設や介護保険施設へ入院・入所していない人で、なんらかの原因により自覚症状を有する人の人数）は男性は八十二人、女性は一〇七・九人でした（図1・1）。風邪などのおもな病状であるせきやたんが、男性は五十五人、女性は上位五位にも入らないのに比べてはるかに多く、腰痛を訴える患者さんは、整形外科だけでなく、他の診療科に通っている人の中にも広く存在することとなります。さらに、六十五歳以上の人の腰痛の有訴者率についてみると、男性は千人中一六一・六人、女性は千人中二〇九・六人となっており、かなりの人々が腰痛で悩んでいるようです（図1・1）。

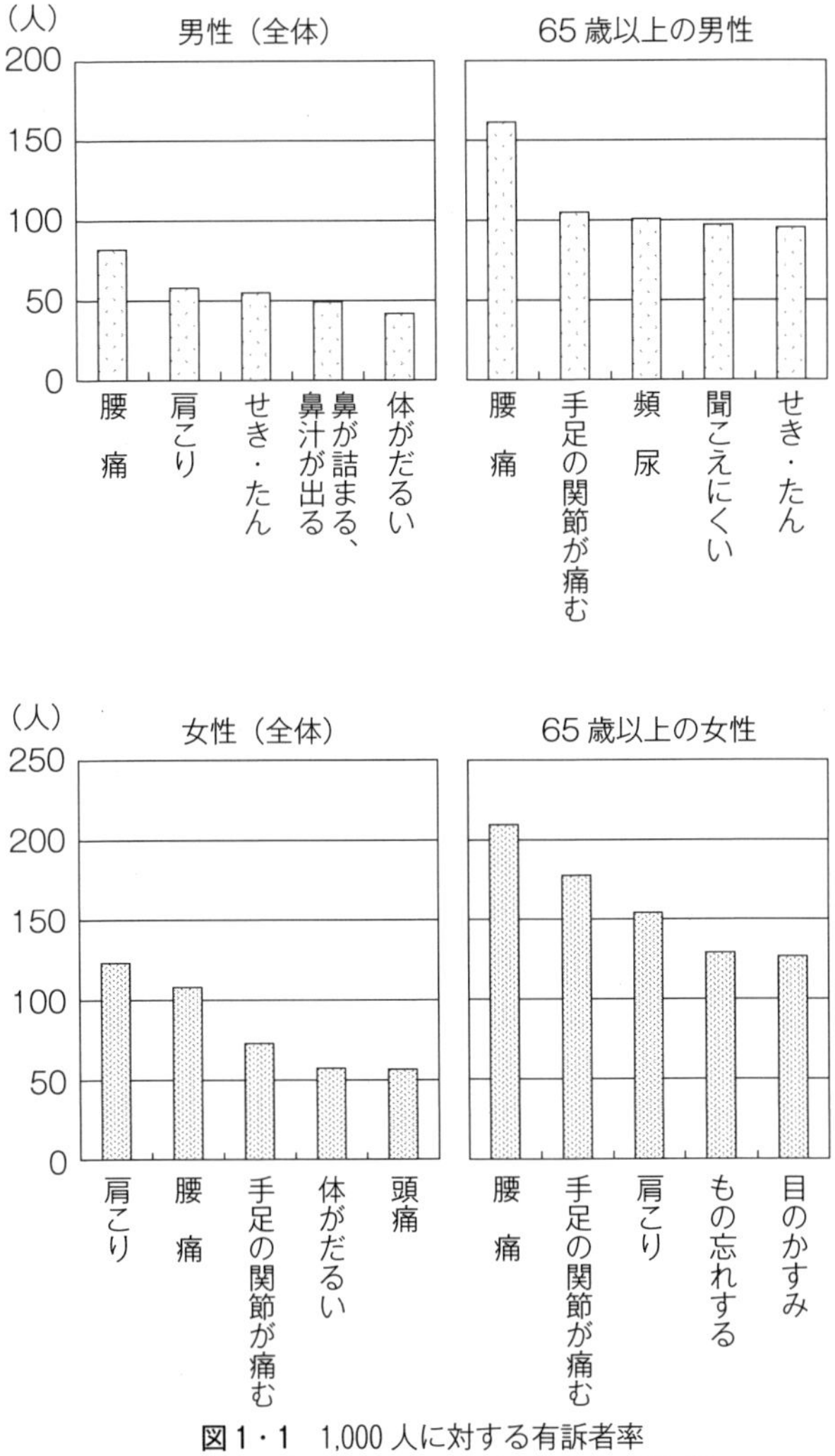


**図1・1**　1,000人に対する有訴者率
［厚生労働省「国民生活調査」（2004）より作成］

## 腰痛を扱う施設

腰痛が起こったら、カイロプラクティック、鍼灸、あん摩（マッサージ）、整骨院（接骨院）、整形外科のどこに行ったらいいのでしょうか？

マッサージから内視鏡手術まで腰痛の治療に関する情報があふれています。腰痛の約六〇％は病院やクリニック、約四〇％は整骨院や民間療法で治療が行われており、ほとんどの腰痛は手術が不要で、保存的治療が中心となっています。しかし、実際腰痛になったとき、いったいまずどこの施設に行ったらよいのか、迷うことも多いと思います。施設によって腰痛の治療方法がかなり異なるので、余計に迷うこととなります。カイロ（カイロプラクティック）、鍼灸、整骨、接骨、整形外科とは何かについて、説明したいと思います。

### 医師・柔道整復師・鍼灸師

医師、柔道整復師、鍼灸師は、専門教育を受けたあとに国家試験が存在する国家資格です。整形外科は医師であり、X線やMRIなどの検査を行ったり、医薬品を使用したりして医学的診断を行い、診断書の作成をすることができます。整形外科は、骨、関節、脊椎などの疾患を専門とします。日本整形外科学会では、整形外科専門医、脊椎脊髄病認定医、スポーツ認定医、リウマチ認定医、運動器リハビリテーション認定医など、それぞれの医師の専門分野をわかりやすく知ることができるように公表しています。

柔道整復師（柔整師）、鍼灸師は医師ではないので、X線や医薬品の使用は行わず、体表からの診察と施術を行うことができます。また、針の保険治療は、医師以外では「鍼灸師のみが医師の同意書に基づいて最長で六カ月間治療できる」とされています。保険の対象となる疾患は、腰痛・神経痛・五十肩・リウマチ・頚腕症候群・頚椎捻挫後遺症（むちうち）の六つとなっています。

## マッサージ

日本ではマッサージはあん摩・指圧と同一の資格であることから、それぞれが組み合わされて施術されていることが多く、そのほかにも明治以降ヨーロッパや米国から紹介された結合織マッサージ、骨膜マッサージ、リンパマッサージがあります。マッサージ以外に徒手《としゅ》で行うテクニックとして、カイロプラクティック、オステオパシー、スポンデイロセラピー・モビリゼーションテクニック（これらはみな同じような内容で、呼びかたが異なっているものです）、また近年はアロママッサージ、リフレクソロジー、タイ式マッサージなどもあります。そしてこれら伝統医学的治療法および現代医学的治療法が総合され、いわゆる手技《しゅぎ》療法として医療分野、スポーツ分野、美容分野、健康産業分野の一翼を担っています。

あん摩、マッサージおよび指圧などを行う施術所数は二万一八〇〇個所といわれており、二〇〇四年度より六・三％増加しています。この背景には、クイックマッサージと呼ばれる手軽な治療を受ける患者層の発掘と増加があると考えられます。

## 整体・カイロプラクティック

一方、整体師による整体・カイロプラクティックの施術所は、国や県で認定された医療機関ではありません。そのため、スポーツ選手や健康な状態の人を対象とした、健康産業としての位置付けから逸脱してはいけないことになっています。柔道整復師（柔整師）と整体師は名前が似ているので混同しがちです。

整体・カイロプラクティックの教育は、研修施設や海外での短期間の実地経験のみで、基礎的な医学教育は十分に受けることができずに現場に臨むことになっています。五年制の国際基準のカイロプラクティック大学が一校あるものの、多くの整体・カイロプラクティックは、短期養成の学校で最短三カ月から一年の教育で現場に出ることが多いのが現実です（医師は六年、柔道整復師・鍼灸師は三年の専門教育を受けます）。もともとカイロプラクティックは、一八九五年に米国で誕生した脊椎手技療法で、二〇〇六年の時点で世界八十三カ国に普及し、健康に有効であると世界で認知されている分野ですが、日本では教育が一定でなく、資格は公的なものではありません。そのために、肩こり、腰痛、頚腕痛をはじめさまざまな病気を、X線などの客観的な検査を行うことなく、安易に頚椎や脊柱、あるいは骨盤のズレやヒズミが原因である、といって医業類似行為を行っていることがあります。行政も事故がない場合はそのまま見過ごしていますが、このような場合には、無資格・無免許の施術者となるので注意が必要といえます。

### 米国の腰痛事情

米国では、腰痛に関する疫学調査がよく行われていて、ペイエら（二〇〇四年）の調査によると、腰痛は、外来受診理由の第二位、手術対象疾患の第三位、入院理由の第五位となっています。

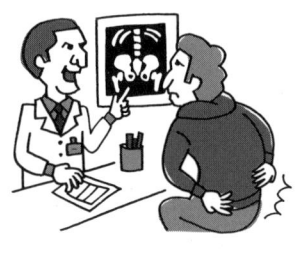

腰痛のためにかかる年間医療費は二〇〇～五〇〇億ドル、腰痛による休業で生じる損失は二八〇億ドル、腰痛に対する平均休業補償額は一人あたり平均八三〇〇ドルと言われています。米国においても、腰痛は非常に頻度の高い疾患であるということがいえます。

## ぎっくり腰はくせになる

ぎっくり腰で急に動けなくなった経験がある人も多いと思いますが、約三割の人が繰り返し発生するというデータがあり、注意が必要です。ぎっくり腰は急性腰痛の総称で、実は明確な定義はありません。足に神経痛のような痛みやしびれがなく、つぎの特徴を有しています。

1. 痛みの出現したときがはっきりとわかる（荷物を持ち上げた瞬間「ギクッ」ときたなど）。
2. 動こうとしても痛みのために動けない。動きはじめがとくに痛く、動き出すと少し楽。
3. 寝返りをうつことができない。
4. 咳やくしゃみをすると痛みが走る。その痛みが怖くて咳やくしゃみができない。
5. 腰に力が入らない感じがして、痛みとともに腰がぬけそうな感じがする。

原因には、脊椎の関節、筋肉、椎間板の異常がありますが、画像に異常があることは少なく、本当の原因ははっきりしない場合がほとんどです。しかし、急性期に痛みが強くても、画像や炎症所見に異常がなければ、多くが自然に治癒してゆくこととなります。そのときの痛みを軽減するために、消炎鎮痛剤、筋弛緩薬、コルセットなどの治療が行われますが、すぐに手術などが必要となることは少ないです。カイロプラクティックによるマニピュレーションについては、正しい診断、手技で行われれば有効なことも多いですが、経験のみを頼りとして無資格で行われていることもあり、注意が必要です。

いずれにしても急性発症した腰痛の約九〇％は自然に治り、痛みは消失します。多くの人は痛みが去ってしまうと、腰痛の予防など考えずに生活をはじめるため、近年その再発率の高さが知られるようになってきました。そのことが、「ぎっくり腰はくせになる」などと表現されているのだと思います。欧米では、人口の約五％が慢性の腰痛に悩まされていますが、日本ではさらに多く、九・六％が腰痛を感じているそうです。

### 米国、イギリスの急性腰痛ガイドライン

米国とイギリスの急性腰痛ガイドラインは、両者ともインターネットから無料で入手できます。アドレスは、米国の Acute Low Back Problems in Adults が http://www.vh.org/Providers/ClinGuide/BackPhysician/Back physician.html です。イギリスの Clinical Guidelines for the Management of Acute Low Back Pain が http://www.rcgp.org.UK/rcgp/clinspec/guidelines/backpain/index.asp です。

ちなみに、現在日本でつくられているガイドラインは、http://minds.jcqhc.or.jp/stc/0021/1/0021_G0000052_GL.html でみることができます（二〇〇九年五月現在）。

## 肥満と腰痛の関係

腰痛になっている人には、体重が重い人が多いというデータもありますが、太りかたによるようです。単に体重が重いだけでは、腰痛にならないというデータもあります。

ただし、膝などの関節は、体重と関係します。腰も椎間関節があり、体重が重いと変形には影響します。肥満には、中年男性に多い内臓型肥満（図1・2右）、女性に多い皮下脂肪型肥満（図1・2左）があります。内臓型肥満は無呼吸や脂肪肝になりやすく、皮下脂肪型肥満は変形性関節症になりやすくなります。とくに若いときの肥満は、脂肪細胞の代謝を変化させ、一生に影響してしまうので注意が必要です。一日の活動に歩行などの有酸素運動をとりいれ、三〇〇キロカロリ

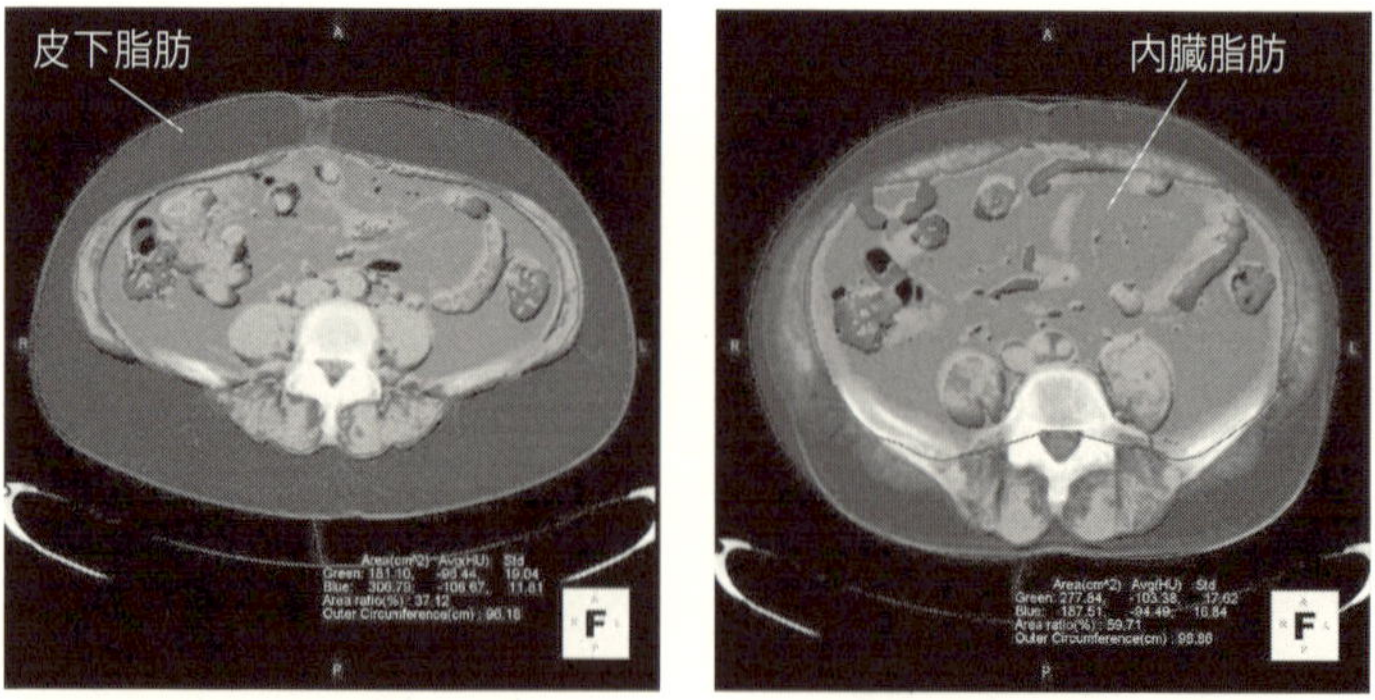


皮下脂肪型　体脂肪率 37%
ウエスト囲 96 cm

内臓型　体脂肪率 60%
ウエスト囲 99 cm

図1・2　皮下脂肪型肥満と内臓型肥満

ーの消費エネルギーのアップによってダイエットに挑戦しましょう。超肥満症となってしまうと、蛋白質などの栄養不良、摂食障害などが発生するため、胃の部分切除などの外科的手術が必要となってきます。

## 天気が悪くなるまえに、腰痛が強くなる?

「腰痛もちの人は天気の予測ができる?」などといわれることがありますが、これに関するはっきりとした証明はされていません。しかし、長年腰痛を診ている、あるいは、私の腰痛の経験から申しますと、どうやら低気圧が腰痛に関係があるようです。これは推論ですが、野生動物の世界では、動物は、雨が降ってくる前に、身を守るために急いで移動します。そしてまた、その移動する動物を獲物として獲得するために、多くの動物が移動します。低気圧がもたらす降雨に伴う動物たちの一連の行動が、「恐怖」と「闘争」をつかさどる交感神経を活発化させていたのが、気圧の低さそのものが、じかに交感神経に影響するようになったと思われます。私たちの体でも、低気圧と交感神経のあいだに関連があって、交感神経が高まることで、交感神経由来の疼痛が引き金になるのでは? と考えています。

また、寒さと腰痛については、気圧変化より反応はゆっくりですが、関連があるという動物実験があるようです。

## 腰痛のもと――タバコの吸いすぎ、酒の飲みすぎもよくない

腰痛は多くの人が経験しますが、腰痛になりやすい人となりにくい人が存在します。統計的に、発症因子には、性別・年齢・身長・体重・姿勢・結婚・収入・学歴・精神的状況などがあります。また、仕事上での危険因子としては、重量物運搬・長時間の座位・前かがみなどの不自由な姿勢・腰をひねったりする不意の動作・職場環境などが報告されています。重量物の運搬でも、重くなるほど腰痛が起こりやすいようです。

そのほかにも腰痛の既往歴や肩こり、ストレスなどが危険因子として挙げられており、過去に腰痛を経験したことのある人はその半数が現在も腰痛を抱えており、また、肩こりのある人は七割、ストレスのある人は四割が腰痛をもっています。危険性でいうと、腰痛経験者は未経験者の約十倍、肩こりのある人はない人の約三倍、腰痛になりやすいという結果が報告されています。

また、嗜好品については、タバコ喫煙量が多いほど、飲酒回数が多いほど、腰痛有病者の比率は高くなっています。

また、八五％の人が一生のうちに一度は腰痛を経験し、大多数の腰痛は二〜三週間で軽快しますが、再発率は一年以内が三〇％、十年で八〇％です。そして約五％が慢性化するといわれています。

## ハイヒールと腰痛の関係

足を美しくみせるために、女性はハイヒールをよく履きます。ハイヒールが外反母趾など足によくないのは知られていますが、腰痛に影響があるのでしょうか？

約七センチのハイヒールを履いた実験によると、若い人の場合、ハイヒールによるかかとの位置の変化を、膝や股関節など腰より下の部分で矯正（代償）することが多く、直接、脊椎の形に変化をきたすことは少ないそうです。しかし、腹筋や背筋の弱い人がハイヒールを履いて膝や股関節に無理な姿勢を続けると、骨盤が前に傾いてしまい、腰椎のそりが強くなって腰痛に影響があるようです。腰痛で悩んでいる人には、ハイヒールはお勧めでないようです。

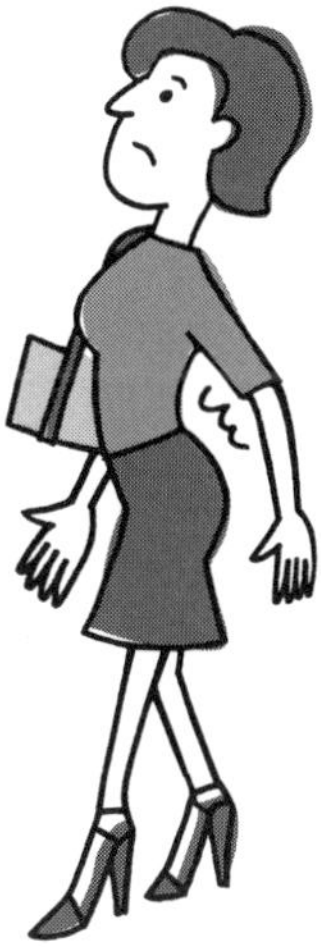

しかし、仕事柄ヒールの高い靴を履かなければならない人や、足腰や膝が痛くてもハイヒールが履きたいという人もいると思います。腰痛を予防するには、膝を曲げないように意識して歩く、腹筋や背筋を鍛える、などの注意が必要です。

## 長期の安静は腰痛によくない？

腰痛になると動けなくなるので、とりあえず安静にして寝ることが多いと思います。ではどれだけ安静にしていればよいのでしょうか？　最近の研究では、安静の程度によってはかえって腰痛を長期化させてしまうことがわかってきました。

ギルバートらの研究では、いわゆるぎっくり腰で代表される急性腰痛に対する安静期間について検討したところ、二日間の安静と七日間の安静では、多少痛みがあっても安静期間を二日間にとどめていたほうがその後の改善がよいという結果が報告されています。不必要な安静はかえって腰痛を長期化させてしまうようです。

原因としては、おそらく、長期の安静によって、腹筋、背筋の筋力が低下して腰を支える力が低下してしまうことや、腰椎の関節に拘縮《こうしゅく》（固くなること）が起こって体が固くなったような状態になり、それらが新たな痛みをつくってしまうことが考えられます。

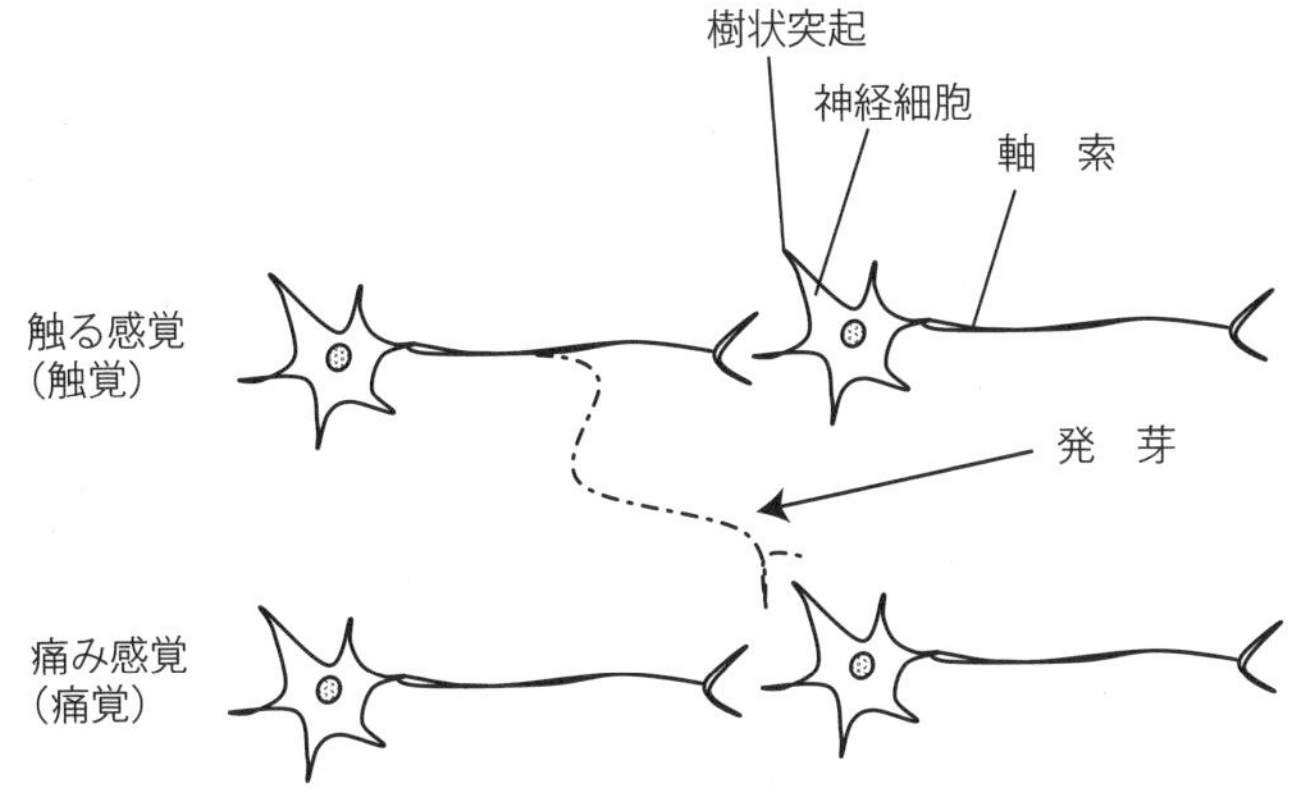


**触覚と痛覚**

## 触っただけで痛いと感じる理由

触る感覚（触覚）と痛みの感覚（痛覚）は、別の神経をたどって脳に伝わります。しかし、痛みを長い期間感じていると、脳で痛みを覚えこんでしまったり、触覚の神経が誤って痛覚の神経と連結してしまったり、交感神経が痛覚の神経に連結してしまったりします。こういった神経の連結を発芽（sprouting）と呼びますが、治りづらい慢性腰痛の原因として考えられています（図）。このような状態になると、通常では感じることのできない小さな刺激を明確に痛みと感じてしまったり、本来別の刺激である、触るという刺激を痛みとして感じたりしてしまいます。

## 腰痛がヒトに多い理由

ヒトは類人猿から進化してきたと考えられていますが、その過程で獲得した最大のものは直立二足歩行といえます。二足歩行がはじまったのは約五百万年前のことと推察されていて、直立二足歩行は、脳の容積を増大させ、知能の発達を可能にしました（図1・3）。

脊椎（背ぼね）の進化をみてみましょう。水中にすむ魚類では、水平に体の中心にあった脊椎が、陸上で四本の足で歩くようになると、体の上部に移動し、臓器などを吊るような構造になりました（図1・4）。さらに二足歩行に伴って、背ぼねの向きは水平から垂直になります。

そして、今まで四本足で受けていた体の重みを二本足で受けることになり、上半身の重みは腰椎と骨盤の

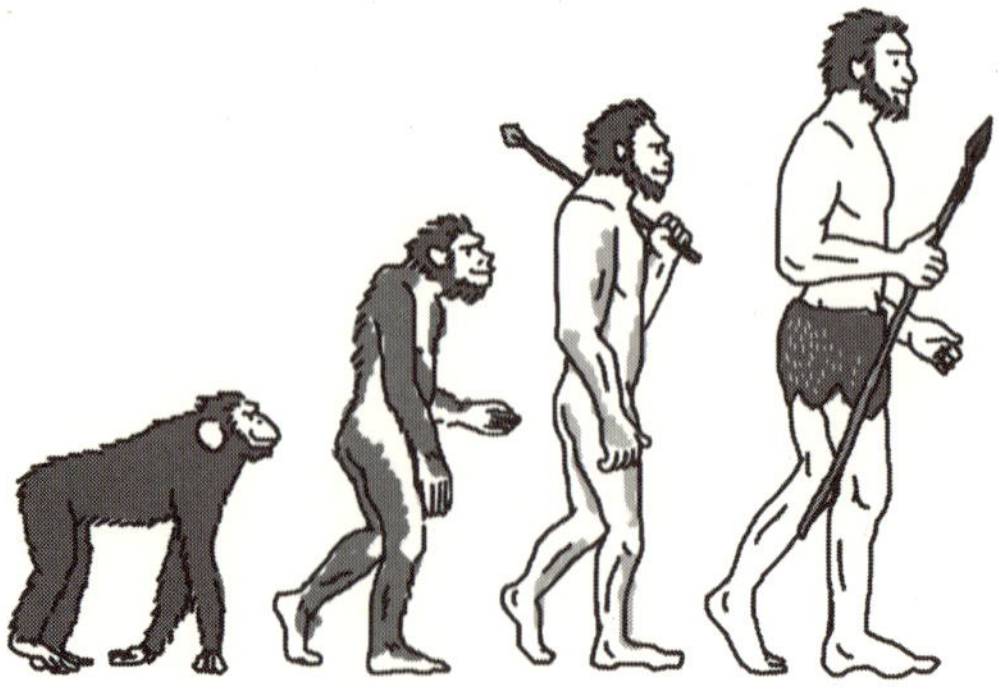

図1・3　類人猿からヒトへ
背骨はカーブするようになる。

境界にかかってくることとなりました。そのために、ヒトでもっとも大きく変化した構造物は腰椎と骨盤です。骨盤は上半身の重量をがっちりと受け止めることができるように、より円形の構造をとるようになりました。そして腰椎は安定した直立姿勢がとれるように、前方に向かってカーブした前弯と呼ばれる形態を獲得しました。しかし、二足歩行は腰椎に多大な負担をかける結果となり、ヒトにとって腰痛が起こりやすいものとなってしまいました。

一人のヒトの成長も、同じように四足の赤ちゃんからよちよち歩きとなり、さらに二本の脚で歩くようになると、脊椎の形が放物線状からS字状に変化します。

魚　類

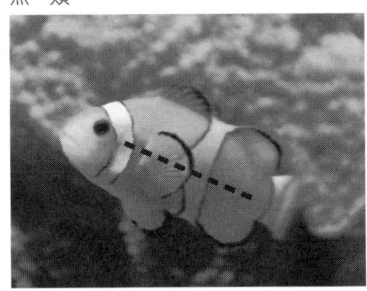

ほ乳類

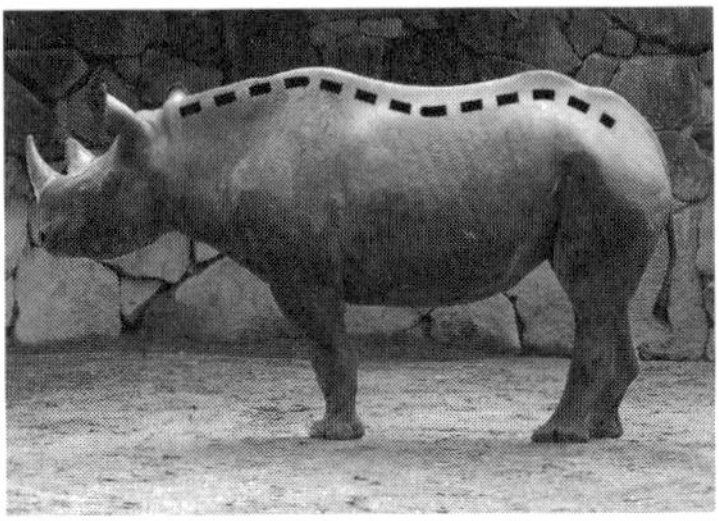

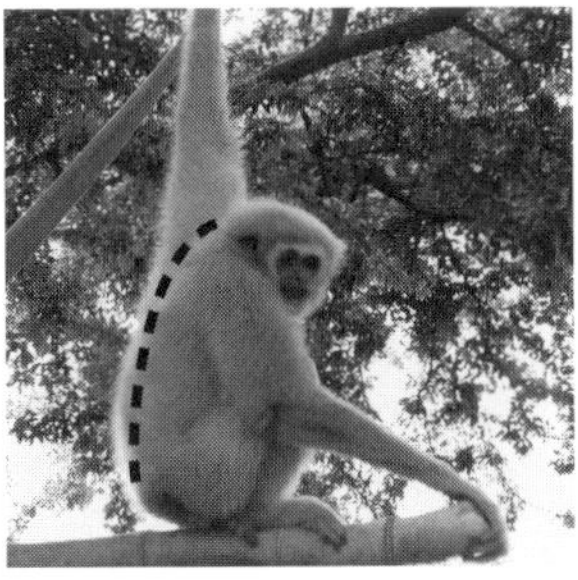

**図1・4**　魚類からほ乳類へ
脊椎（背ぼね）は、体の中央から背側へ移動する。

そのころから、腰痛が発生するようになってくるのです。

■第2章

# 腰椎のなりたち

腰痛の「腰」という漢字は、もともとは腰が体の要であることを示していますが、その「要」の字は、中央が人の胴体で、左右の手でコシを締めている姿に由来があるといわれています（図2・1）。腰を形作っている骨である脊椎が、どのような構造で私たちの体を支え、動いているのかを考えてみましょう。

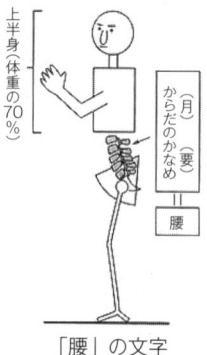

図2・1　腰椎

## 基本構造

脊椎は、椎間板をはさんだ上下の椎骨によって一つの運動単位を構成しています（図2・2）。後部脊柱では左右一対の椎間関節が存在し、おもに椎間板と椎間関節で脊椎を支えています。これらに加えて脊柱周囲の靱帯、筋などにより一定の運動性と支持性がもたらされます。腰椎は、仙椎とともに脊椎のもっとも尾側にあって骨盤と結合し、脊椎の要として重要な部分です。二足歩行となるうえで、腰椎は起立や直立運動を容易にするため前弯をとるように進化しました（図2・2）。

## 脊椎のカーブ

脊椎は、正面からみると左右対称な一本の棒のようにみえますが、横からみると頚椎（首）の部分では前方に（前弯）、胸椎では後方に（後弯）、腰椎では前方に（前弯）反っており、さらに骨盤は後傾して、全体としてS字形を描いています（図2・2）。これらの弯曲があるために、歩いたり走ったりするときの頭への衝撃を弱めたり、頭や肺、臓器の重みのバランスをとることができます。

この脊椎のS字状カーブは、ヒトが二足歩行をするようになってできたもので、動物や生まれたばかりの赤ちゃんは、肺の部分を中心とした放物線状の丸いカーブを描いています。首が座る四カ月でまず頚椎が前弯し、起立歩行を開始する生後一年半ごろから腰椎の前弯が出現するようになります。やがて立って歩くようになって、頚椎、腰椎で肺の部分のカーブを代償するように逆のカーブが形成されてきます（図1・3、図1・4参照）。脊椎はこのように前後にバランスのよい三つのカーブをもっているので、全体的としてバネのような弾性力をもつことができます。理論上ではありますが、真上から衝撃を加えた場合に下に伝わる力は、まっすぐな棒に比べ、三つのカーブをもった棒では十分の一に軽減するそうです。しかし、何らかの

図2・2　腰椎の基本構造

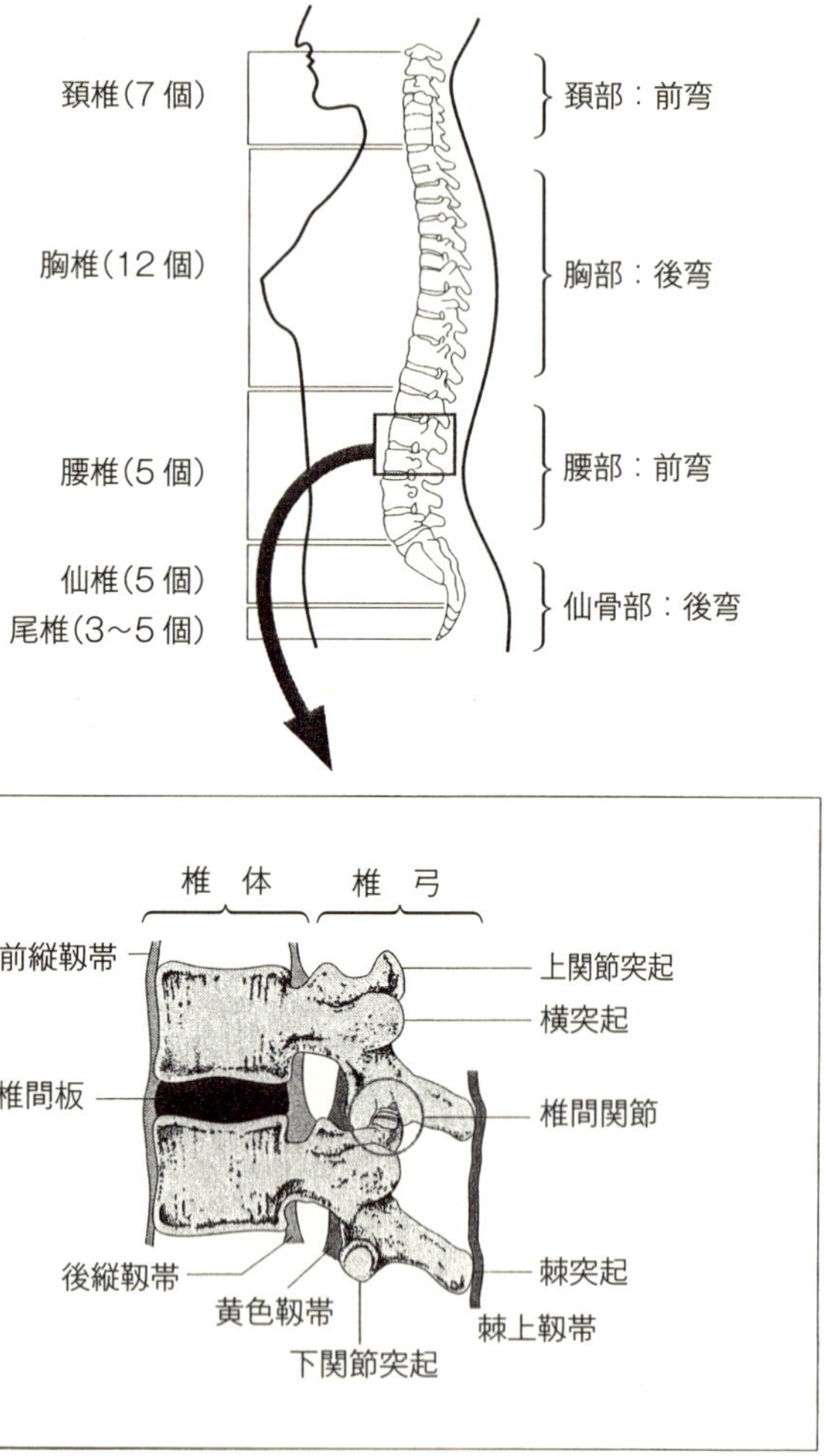


a.　脊柱の全体像（上）と腰椎（下）

[遠藤健司他著、“最新腰痛症ハンドブック―腰椎椎間板ヘルニアからスポーツ、事故の治療まで”、p. 9、シュプリンガー・ジャパン（2008)]

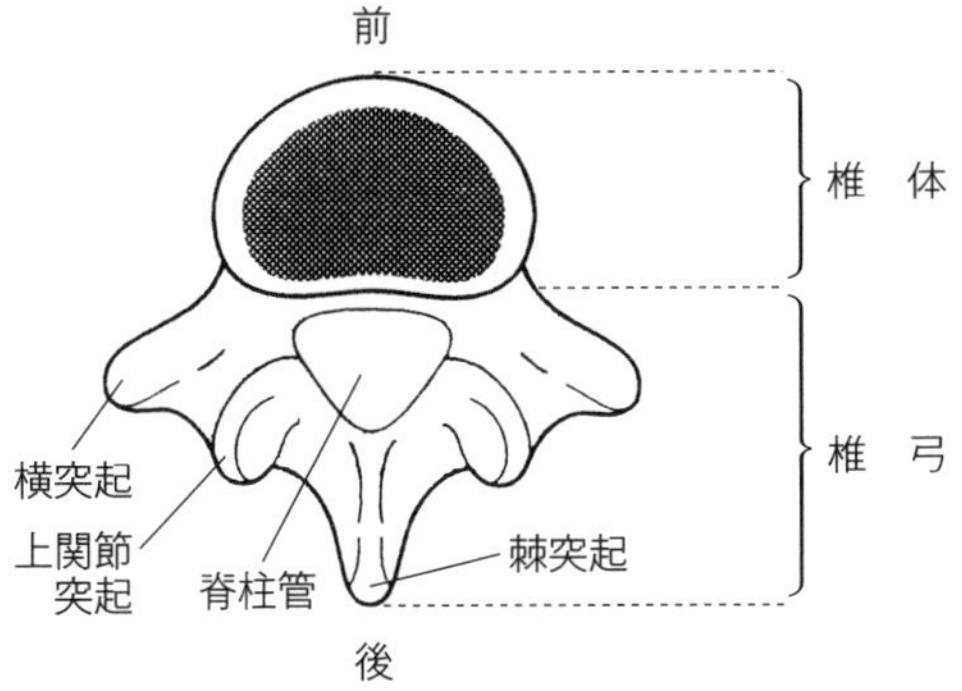


b. 脊椎(腰椎)の横断面(上から)

[荒井孝和著、"腰痛・肩こりの科学 原因から治し方・防ぎ方まで"、p. 29、講談社 (1996)]

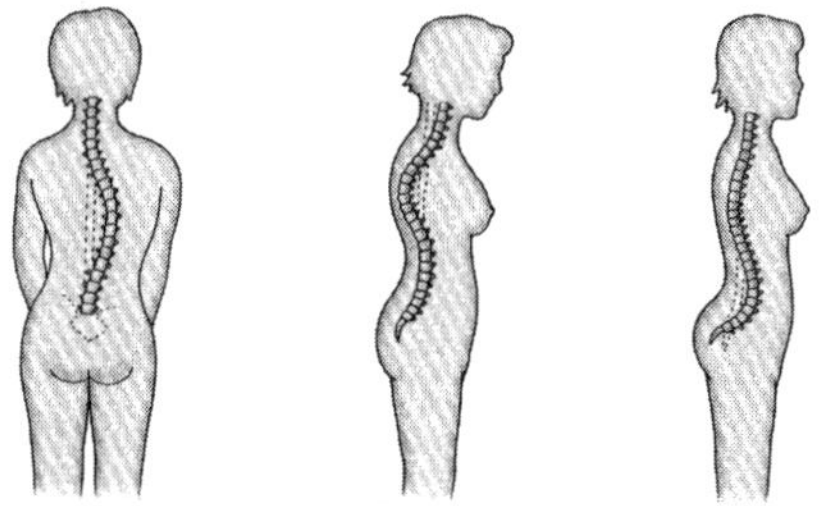

a. 側弯症　　b. 後弯症　　c. 前弯症

**図 2・3 脊椎配列の異常**

[林正健二編、遠藤健司著、"解剖生理学 第2版 ナーシング・グラフィカ" p. 279、メディカ出版 (2008)]

原因で脊椎配列に異常をきたすと、側弯症、後弯症、前弯の増強などが生じてきます（図2・3）。

骨盤と脊椎の傾きは、加齢や猫背などの不良姿勢によって上半身が前のめりになると、腰部に負担がかかり痛みを感じやすくなります。酷使された腰部の筋肉に乳酸などの老廃物がたまると、疲労性の腰痛となり、筋肉も硬くなります。さらに前のめりの姿勢は椎間板に負担をかけることになり、椎間板が押し出されるとヘルニアとなってしまいます（図2・4右）。

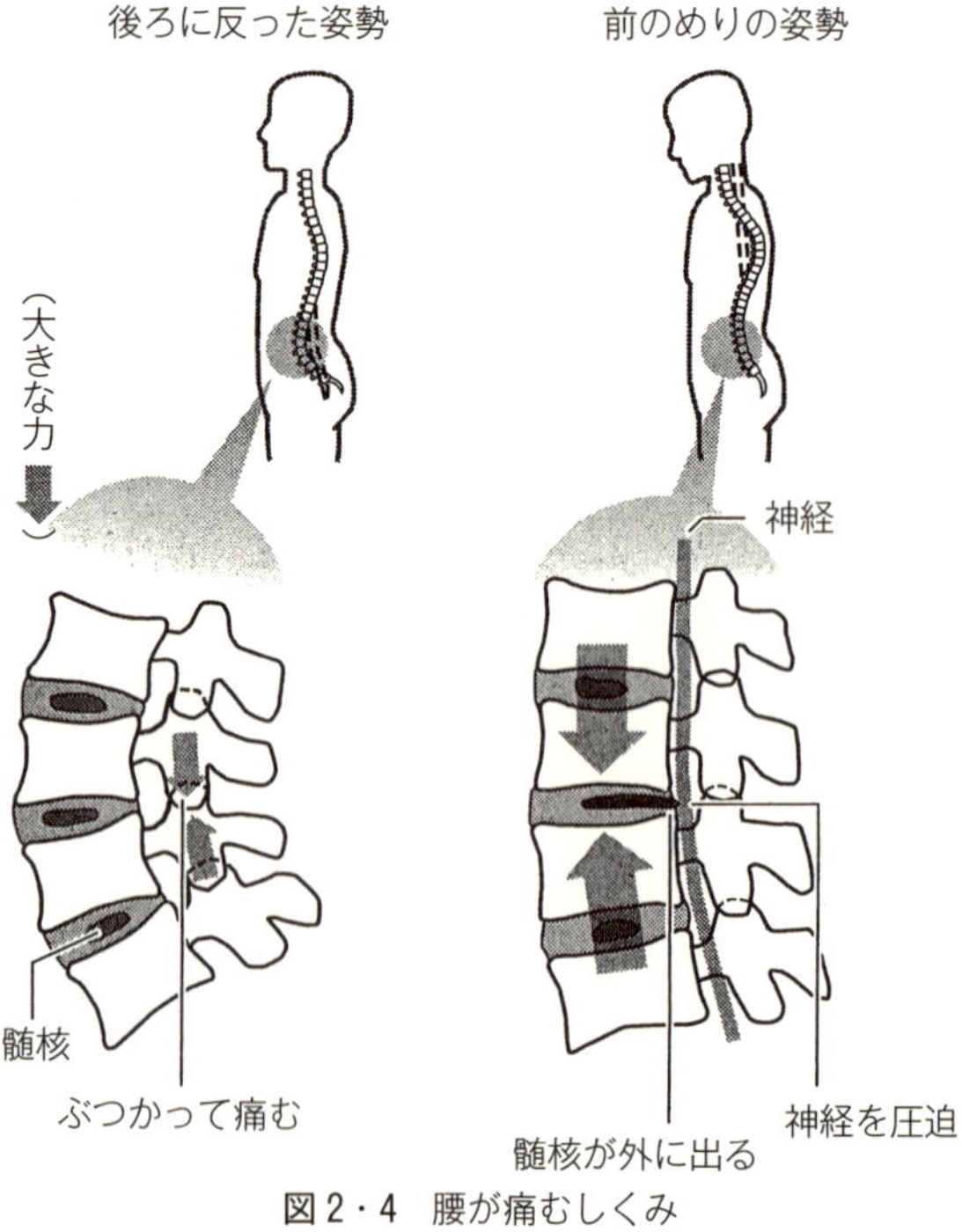

図2・4　腰が痛むしくみ

反対に、体が後ろに反りかえった姿勢でも腰痛は起こります。腹筋が弱い人、肥満気味の人によくみられ、長いこと立っていると、背ぼねの後ろにある関節どうしが強くぶつかりあうために関節由来の痛みがでてきます（図2・4左）。

## よい姿勢とは？

「姿勢をよくする」とひとことでいうものの、よい姿勢とはどんな姿勢のことでしょうか？

昔、立った姿勢でリラックスした姿勢が弛緩姿勢、緊張した姿勢が兵式姿勢と分類されていました。

そもそも、よい姿勢とは、脊椎を支えている筋肉が疲労しないようなもっとも効率的な姿勢のことをいい、頭からの重心線が骨盤の中央を通り、腰椎のカーブと骨盤のカーブのバランスがとれた姿勢であるとされています。軍隊の訓練で行われる、いわゆる「気をつけ」の姿勢は、外見は力強くみえますが、背筋を強く収縮させ、お尻を後ろに突き出していて、生理的な意味でのよい姿勢とはいえず、長時間の姿勢保持は困難となってしまいます。

## 背ぼねや骨盤のずれと腰痛

代替医療（医師以外による治療）の診断では、背ぼねや骨盤のずれを触診のみで診断し、それが腰痛の原因と断定されることがあります。しかし、触診で触れることのできる背ぼねは棘突起（手の指で背なかの中央を上下になぞっていくと、皮膚の下に一列になって並ぶ骨突起に触れることができます。これが棘突起です）のみで、骨盤は厚い脂肪に囲まれています。そのため、触診のみで判断するのは無理があると思います。

確かに腰椎椎間板ヘルニアなどに合併して生じる、坐骨神経痛にともなう二次性の側弯（図）などは、坐骨神経性側弯と呼ばれ、触診で判断ができます。また骨盤の前傾（お尻が突き出た姿勢）は触診で判断でき、腰痛と関連があることもありますが、先天的な要素（体型）もあるので、診断には限界があるでしょう。

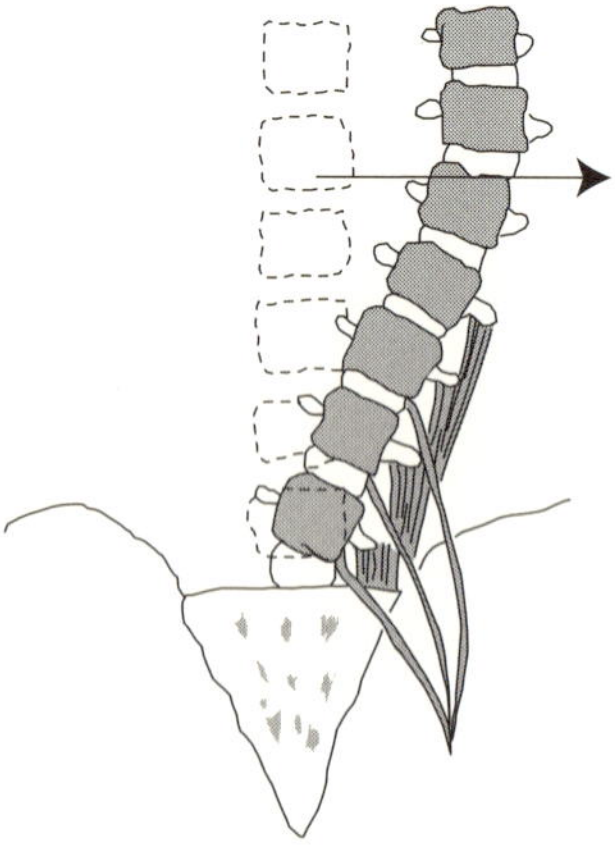

坐骨神経性側弯（疼痛性側弯）

## 椎間板

朝起きたときにくらべて、夕方では人間の身長は約一％低くなるといわれていますが、低くなった身長は一晩寝るとまた元に戻ります。身長が減少するのは、椎間板の高さが減少することによると考えられています。椎間板とは、いったいどんなものなのでしょうか？

脊椎の前方には、ほぼ円柱形をした「椎体」と呼ばれる骨の塊がありますが、椎体と椎体のあいだにはクッション、ショックアブソーバー（吸収体）のはたらきをする「椎間板」が存在し、脊椎全体の長さの二〇〜三〇％を占めています。椎間板に接する椎体の部分は「終板」と呼ばれており、肘や肩の関節表面を覆っている軟骨と同じ「硝子軟骨」から構成されています。この「終板」が椎間板と椎体の骨組織との境界を形成しているのです。椎間板は、厚い皮に囲まれた水っぽいあんこがたくさん入った「まんじゅう」のようなもので、椎間板の中央は、水分を吸着して保つ機能をもつコラーゲンと蛋白質で構成されたゲル状の髄核が存在します。髄核の周囲は、九〇枚にもおよぶコラーゲンの束である線維輪によって、バームクーヘンのように囲まれています（図２・５）。

線維輪が付着している終板は成長軟骨のなごりですが、これは若いときは線維軟骨であった

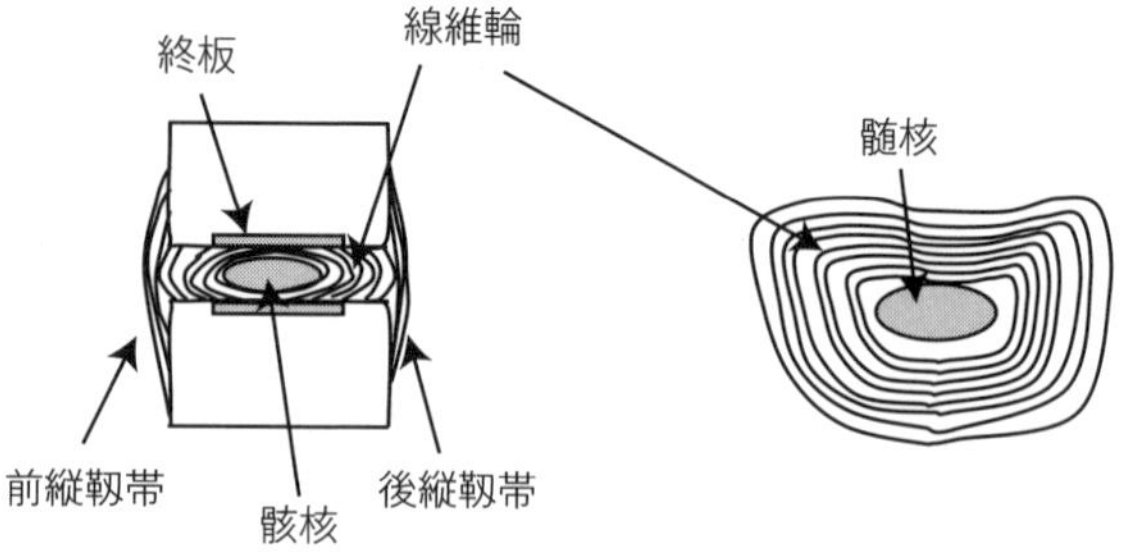


**図2・5　椎間板の構造**
左：前後、右：横断面。

ものが、次第に辺縁部が骨化してゆき中心部に軟骨成分だけが残っているものです。

ナックムソンは、体重七〇キログラムの人の第三～四腰椎椎間板に圧力計を差し込み、姿勢によってどの程度の圧力が加わるかを調べました（図2・6）。仰向けで寝ていると二十五キログラム、立っていると一〇〇キログラム、軽くお辞儀をしたり、椅子に腰掛けたりすると、それだけで一五〇キログラムの圧力が椎間板にかかります。さらに、腰掛けた状態で二〇キログラムの物をもっておじぎをすると、二七五キログラムの圧力、つまり体重の約四倍の力が加わっていました。つまり、椎間板による痛みがでている場合には、座っているよりも立っているほうが楽なのです。

また、終板の変性について、モーディックはＭＲＩを使用して考察しています（図2・7）。ＭＲＩにみられる変化は加齢変性にともなってみられるものであり、椎間板の障害が進行していく過程を捉えていると考えられています。

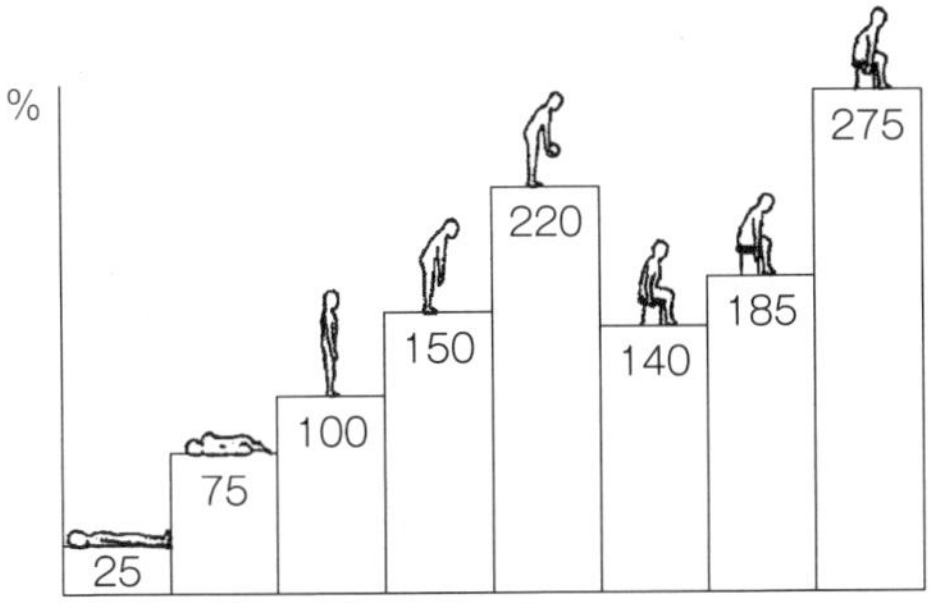


図2・6　椎間板内圧の変化
姿勢や動作によって腰椎の椎間板にかかる圧力は変化する。立位時の椎間板内圧を100として種々の姿勢での椎間板内圧を示す。[ナックムソン]

## 脊椎をつなぐ靭帯

靭帯は、おもにコラーゲンの線維でできた強靭な結合組織で、骨と骨とを繋ぐ役割を果たしています。さらに、関節の可動域を制限するはたらきもあります。脊椎の周囲は、多くの靭帯成分で支持されています（図2・2）。椎体の前方には前縦靭帯があって、おもに腰椎の側屈を制限しています。椎体の後ろには後縦靭帯があって、前屈を制限しています。また、棘突起の周囲には黄色靭帯、棘上靭帯などがあります。黄色靭帯は、隣接する椎弓のあいだを結ぶ左右一対の多量の弾性線維を含む（成分が多いので黄色をしている）靭帯です。加齢変性によって、黄色靭帯は肥厚変性し、脊柱管狭窄症の原因となることがあります（図2・8）。

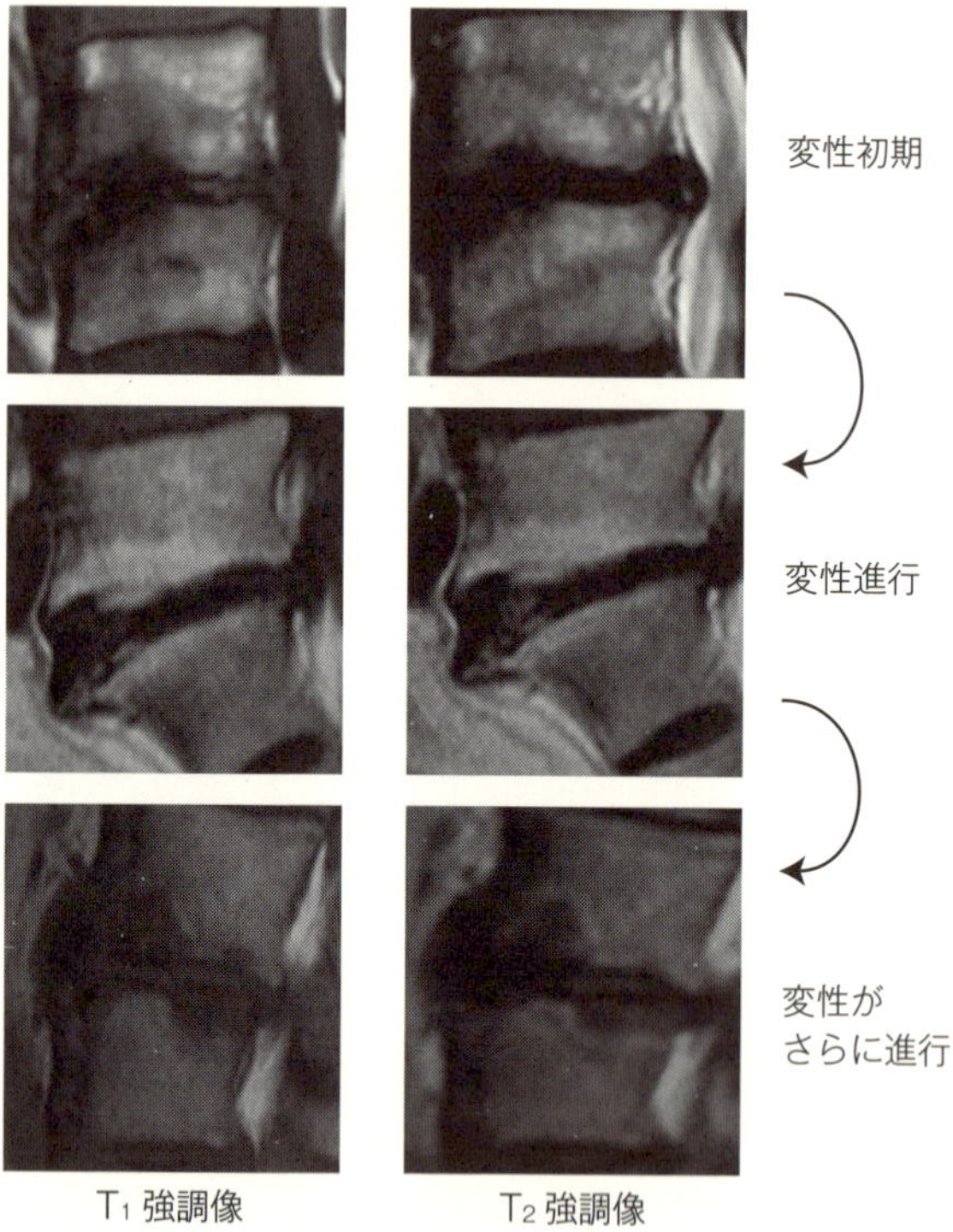


図2・7　MRIによる終板変性分類（モーディック変化）
$T_1$は水分が黒く写り、$T_2$では水分が白く写っている。
[Modic MT, Steinberg PM, Ross JS *et al*., *Radiology*, 166, 193 (1988)]

### 椎間関節

脊椎と脊椎は、前方では椎間板、後方では左右の椎間関節によって連結され、関節包で覆われています（図2・2）。椎間関節は、上関節突起と下関節突起の連結により屈曲と伸展を可能にし、脊椎の前後左右の制動に重要な役割を担っています。そのため、椎間関節の構造がくずれると脊椎にすべりが発生するので、脊椎手術は、この部分をなるべく温存するように行わ

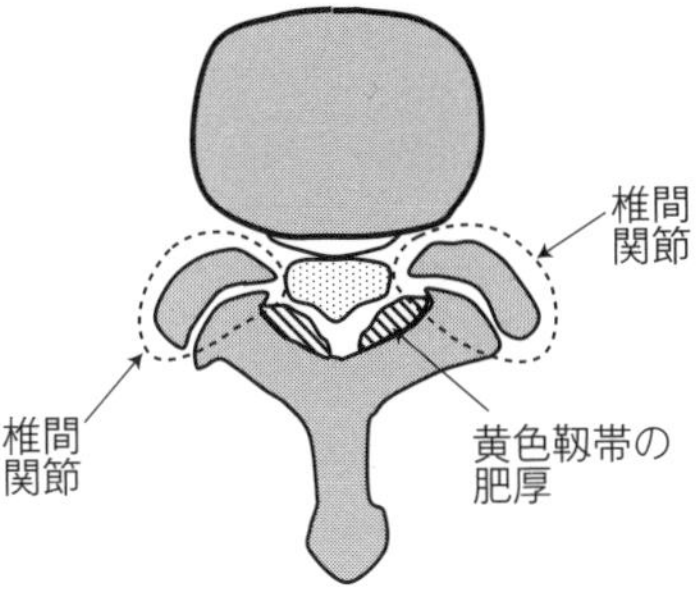


図2・8　変性した腰椎の横断面

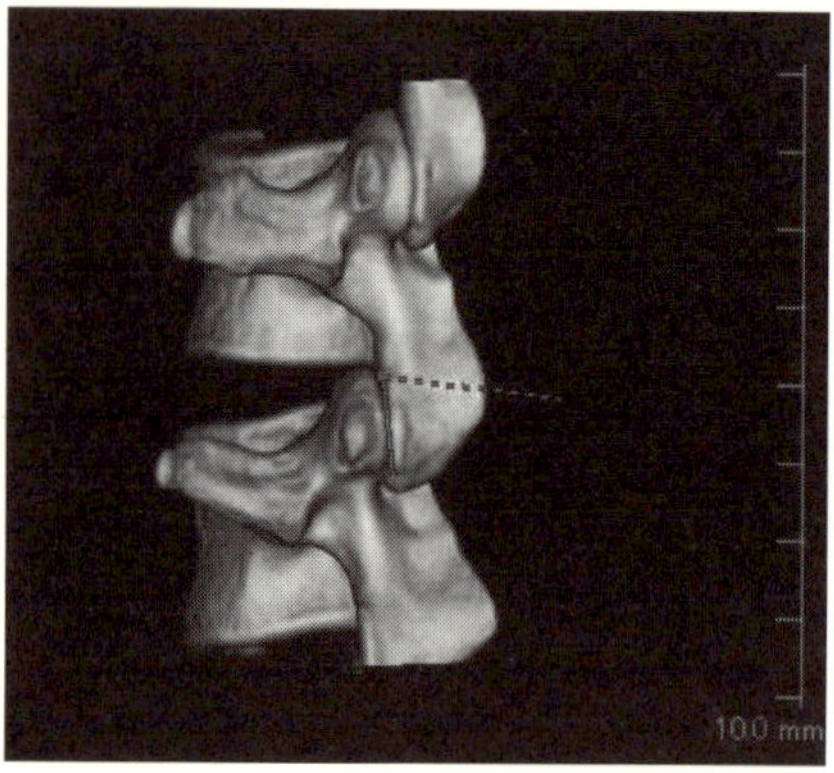

図2・9　腰椎の側面

れています。また椎間関節は、指や手首や膝などの関節と同じように関節包によって覆われています。関節包には知覚神経が多く存在し、椎間関節の炎症や変形などが由来の腰痛は、関節包で腰痛を感知しています（図2・9）。

## 筋　肉

腰椎を支持する筋肉は、腹筋や傍脊柱筋からなる「体幹筋」と、大殿筋や大腿四頭筋、ハムストリング（大腿部後面の筋肉）からなる「下肢筋」によって構成されています。これらの筋力のバランスが崩れると、腰椎の椎間関節などへのストレスが変化し、腰痛の発生原因となります。

たとえば、腹筋は腹圧を保つことによって腰椎の支持を補助する役割をもっています。腹筋が落ちると腰椎の前弯が増強し、骨盤の傾斜が前方に傾くことになり、腰痛の原因となります。重量挙げの選手が腹部にベルトをして、腹

前

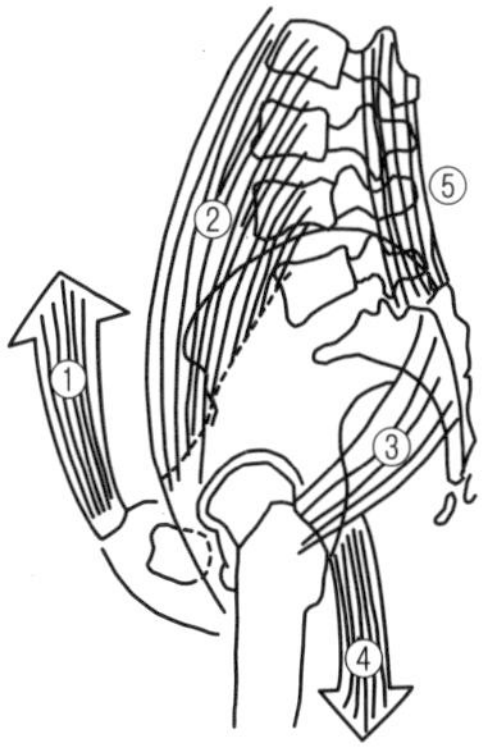


後

図2・10　腰筋の筋肉
前屈作用：①腹直筋 ②腸腰筋
後屈作用：③殿筋 ④ハムストリング ⑤脊柱起立筋

圧がかかりやすくすることで腰を使って持ち上げる力を発揮しやすくなるのと同じ現象です。

また「下肢筋」は骨盤を支える筋肉でもあり、もっとも重要なのは、「腸腰筋」（大腰筋と腸骨筋、小腰筋の総称）と「ハムストリング」です（図2・10、コラム36ページの図参照）。

腸骨筋は大腿骨を引き上げるという単純なはたらきであるのに対し、大腰筋は正しいS字型弯曲を維持するという重要なはたらきをする筋肉です。また、ハムストリングが緊張すると骨盤の回旋が制限され、前かがみがしづらくなり、腰痛の原因となります。

## 何がヒトの二足歩行を可能にしているのか？

サルやゴリラは、木の移動などにはすぐれていますが、ヒトのように二本足で俊敏に動けないのはなぜでしょうか。脊椎の弯曲のためでしょうか。足についている筋肉に、そのカギがありそうです（図）。サルやゴリラは、ヒトの筋肉と比べると筋量の分布が大きく異なります。たとえばゴリラはヒトと比べるとかなり大きな大腿四頭筋とハムストリングをもっているのに比べ、殿筋はとても小さくなっています（お尻は小さい）。その結果、立位での骨盤の安定が悪くなり、ゆっくりと足をひきずり、さらに安定のために手を前に垂らす歩きかたとなってしまうようです。

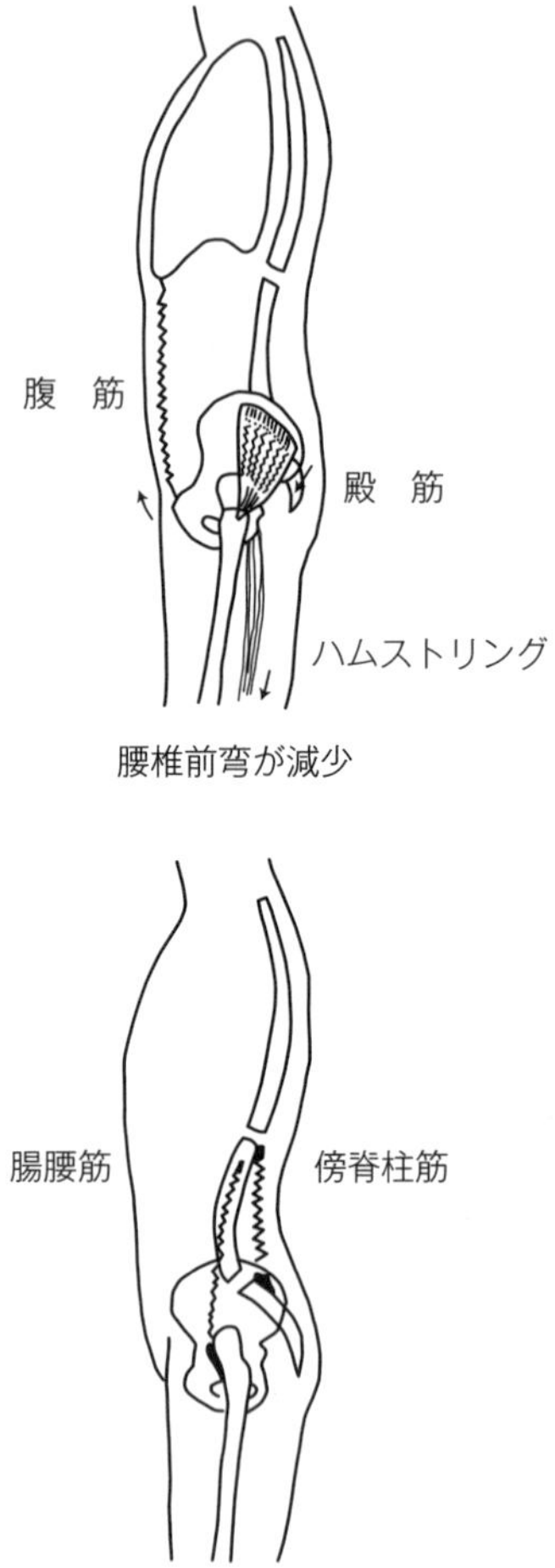


筋の緊張と腰椎の変化

### 年を取ると、筋肉痛はあとでやってくる？

慣れない運動をしたあと、日が経ってから痛みがやってくると「年のせいで痛みが後からやってきた」といったりします。意外なことに、筋肉痛の原因にはいくつもの仮説はありますが、正確なことはわかっていません。疲労物質の乳酸が蓄積することが原因と考えられがちですが、乳酸の代謝は運動後短期間に回復してしまうため、遅発性筋肉痛には関与しません。筋組織の損傷や炎症、その他の代謝産物によるものと考えられています。運動量が軽いときは、筋肉痛も軽いですが出るのが遅く、運動量が大きいと、激しい筋肉痛が早く出る傾向があるようです。年配の人の場合、無茶な運動をしないため、筋肉痛が遅く出るのかもしれません。

## 神経

腰椎の神経は、大きく第一腰椎までの脊髄、第一腰椎以下の馬尾、脊柱管から外に出ている神経根に分けて考えることができます（図2・11 a）。脊柱管は骨でできた脊髄などの神経を入れる管です。

脊髄は第一腰椎の高さで終了し、腰椎部分では、円錐部といった部分に移行して馬尾となっていきます。馬尾神経は、脊髄から分岐している前根と後根が一対となって、一本の神経根として脊椎と脊椎のあいだにある椎間孔から脊柱管の外に出ます（図2・11b）。椎間孔を出ると神経根は前枝と後枝に分かれ、前枝は下肢へ、後枝は椎間関節や背筋へ向かいます。第二、三腰椎神経根は大腿神経を形成し、第四、五腰椎、第一仙椎神経根は坐骨神経を形成します（図3・2参照）。

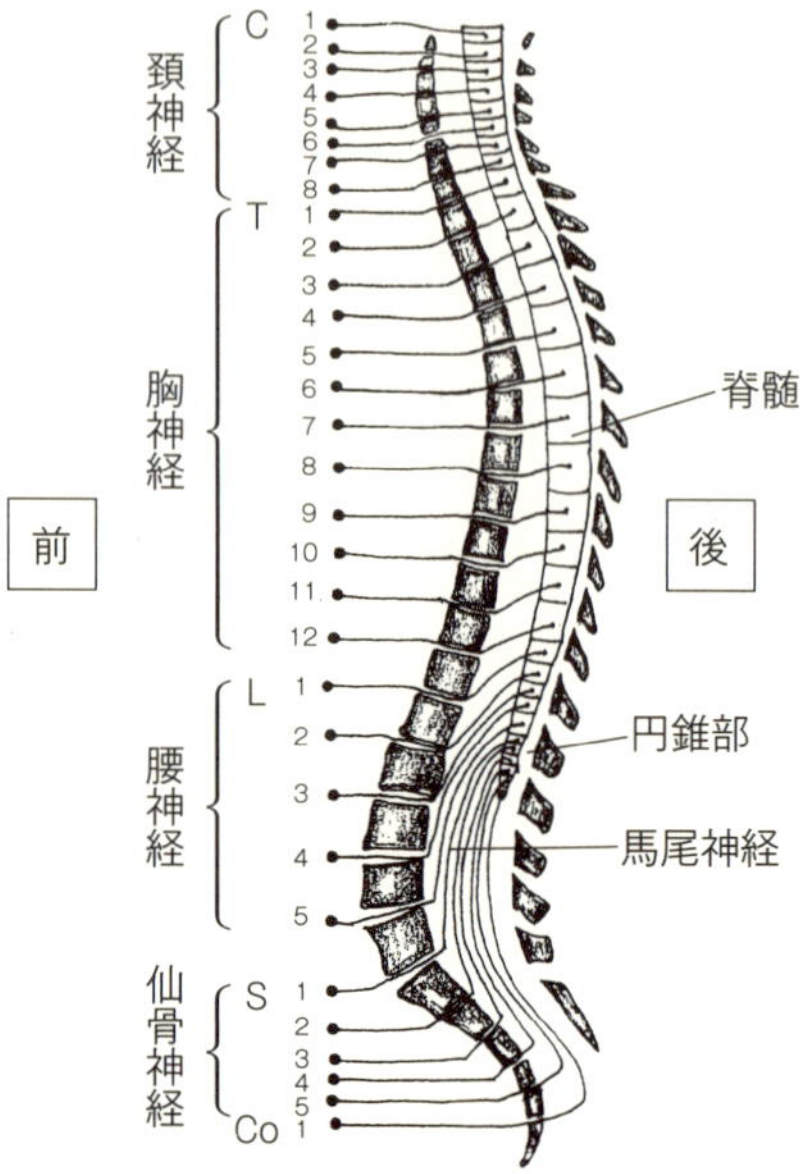

a. 脊髄と馬尾神経

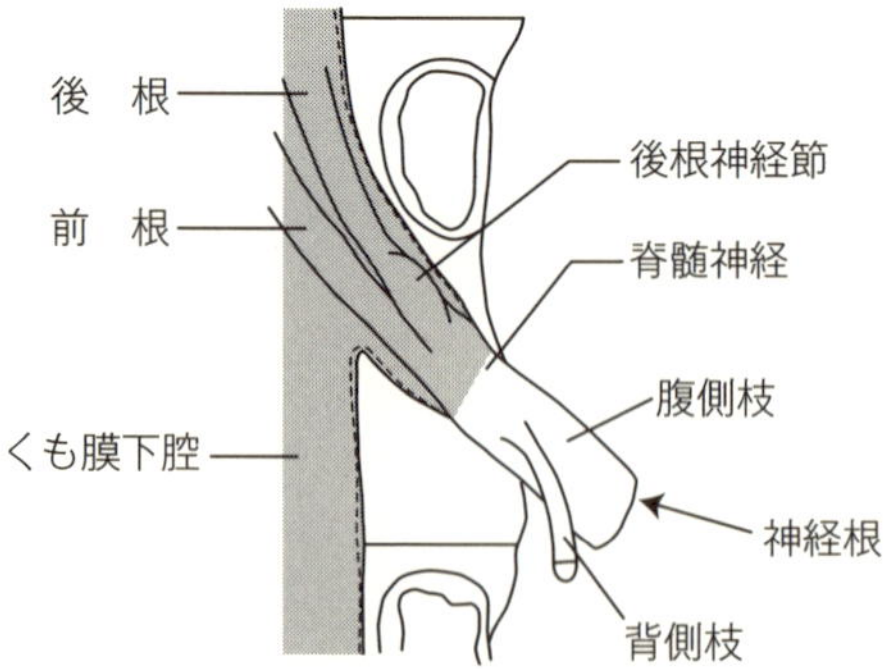

b. 神経根

**図2・11　脊髄と神経根の構造**
［a：相沢　徹他著、“体の仕組みを理解するための解剖生理学”、p. 74、丸善（2003）］

■第3章

# 腰痛の理由

脊椎を構成しているものには椎間板、軟骨、椎弓、椎間関節があり、さまざまな筋肉や靱帯もついています。脊椎の周囲の神経は、脊髄から出て腰椎神経根から枝分かれし、前のほうには交感神経があります（図2・11参照）。このように、脊椎の周辺は非常に複雑な構造をしていて、一言で「腰の痛み」といっても、どこが痛みを起こしやすいのかということは実はあまりよくわかっていません。

英語で背ぼねは「バックボーン backbone」、背部痛は「バックペイン back pain」、腰痛は「ローバックペイン low back pain」と呼ばれています。一方、日本語の「腰痛」という言葉は、背中の下のずいぶん広い範囲で使用されています（図3・1）。肘や膝などの関節の痛みと異なり、腰痛は痛みに広がりがあって、「ここが痛い」とはっきりと痛む場所を示せない場合が多いからかもしれません。しかし、痛みには必ず原因があり、それを論理的に分析することは重要です。本章では、腰痛の神経生理についてまとめました。

## 腰痛と神経痛

腰痛の原因にはさまざまなものがあります。中には泌尿器科の病気、産婦人科の病気、内臓疾患などによっても腰痛が生じることがあるので注意が必要です。また、腰痛に下肢（殿部か

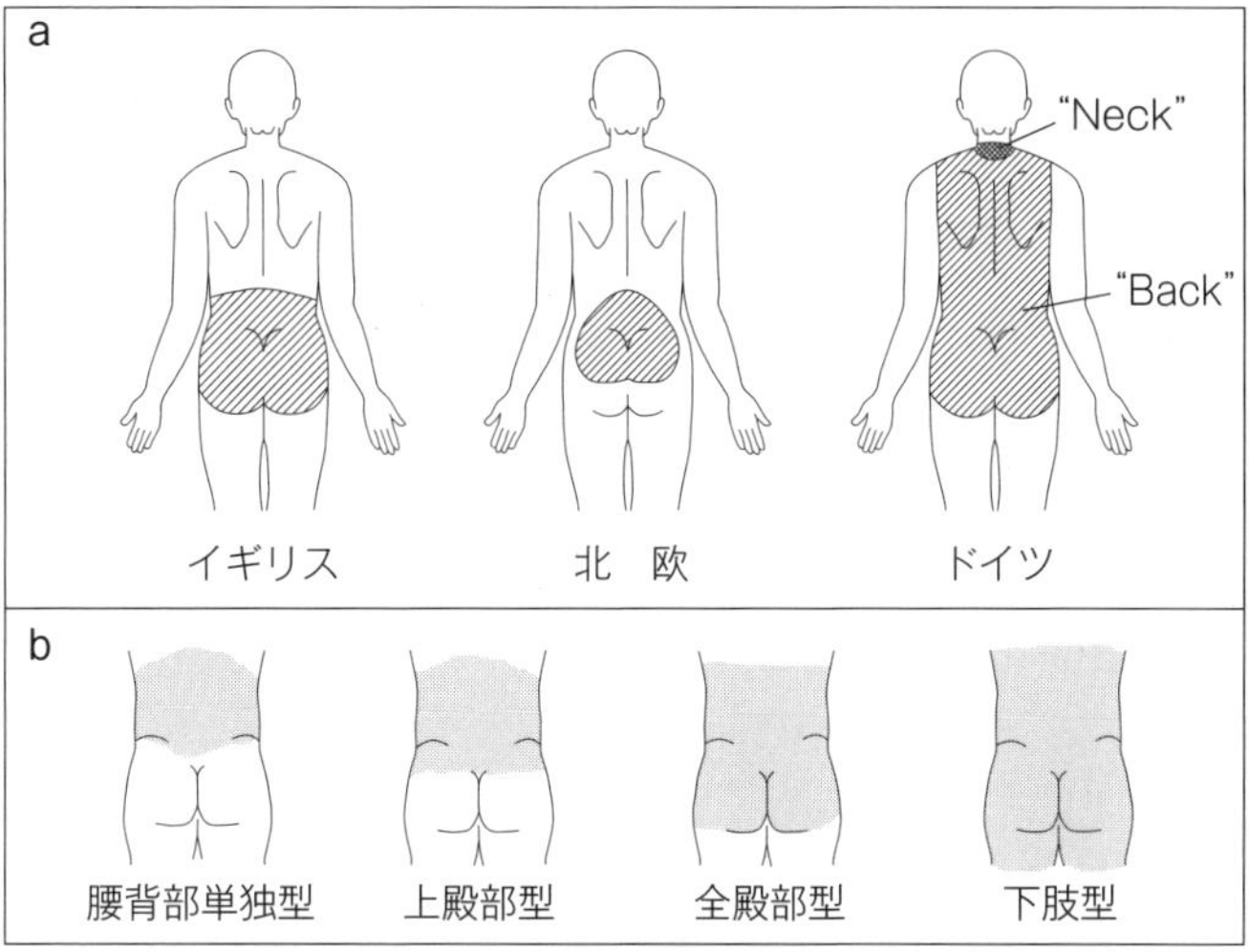


**図 3・1　腰痛の場所**

a.「腰」が示す範囲の国による違い［Croft P et al: Bailliére's Clin Rhemat 9: 563-583、1995 より改変］：b. 日本での呼びかた［松平浩、他：日本腰痛会誌 7: 49-54、2001、図 3 より改変］

ら足）へ広がる坐骨神経痛が伴うこともあります。この場合の腰痛を、根性腰痛症といい、腰背部だけに起きる腰痛症と分けて考える必要があります。

また、腰痛症にも痛みの発生部位によって前屈制限が生じる「前屈障害型腰痛」と、反ることができなくなる「後屈障害型腰痛」とがあります。筋肉や椎間板が原因で起きる腰痛は前屈障害をきたすことが多く、椎間関節が痛みの原因となる腰痛は後屈障害をきたすことが多い、などの特徴があります。

次に場所ごとの痛みについて、見ていきましょう。

### 筋肉痛

腰椎を左右から支えている筋肉の緊張による疼痛と考えられています。長い時間不良姿勢を続けていることによって、筋の緊張が生じ、血流循環が悪化するために鈍痛が生じます。痛む部位が体のまんなかから離れていて、左右に広がりがあるといった特徴をもちます。痛む部位への局所注射が一時的に効果があります。しかし、しっかりと治癒するためには、ストレッチなどの体操による筋の柔軟運動が必要となります。

### 椎間板による腰痛

椎間板の加齢性変化によって、椎間板周囲に痛覚神経が増加すると、腰痛を感じやすい状態となります。椎間板や終板の加齢性変化は、ＭＲＩで詳細にみることができます。

### 腰の関節痛

椎間板の変性が起きると、椎間板の高さが低くなるために、椎体が連続している部分にゆがみが発生し、脊柱管の後ろにある椎間関節に、それまでと異なった力が加わることになります。そのため椎間関節の適合が悪くなり、膝や股関節と同じように関節症性変化が起き、痛みが発生します。長い時間立っていると、腰椎の前弯（前反り）が増強し、後ろにある椎間関節に大きな圧力が加わり、痛くなります。そのため、腹筋強化などで前弯の増強が改善されると痛みが抑えられます。

## 神経根による腰痛

腰椎椎間板ヘルニアによる坐骨神経痛に代表される「神経根刺激症状」を伴った腰痛のことで、腰部神経根症状は、通常、痛みや触った感覚、筋力、足の反射で評価されます。図3・2のように、人の体の知覚は脊髄から出たそれぞれの神経根が地図のように分布していて、ヘルニアによって神経根が障害を受けると、支配している部分に沿って触った感覚や痛みの感覚が低下します。同じように、筋肉の運動や反射にも分布があり、下肢の筋力や反射に異常がみられるようになります（表3・1）。

しかし、腰痛の原因の特定は単純でなく、腰の問題だけでなく、神経系の変化による影響、さらに長く続く痛みによる精神面への影響など、多くの要素が患者さんの経験する痛みの形成に深く関係します。内分泌作用の変化や、痛覚過敏やアロデニア（触っただけでも痛みを感じる状態、コラム参照）が発生し、ときとして脳の活動異常が発生することも報告されています。心理的要因が加わると、病態はより複雑化し、慢性腰痛の患者さんの約八〇％に抑うつ状態（うつ病になりかけの状態）が認められるとの報告もあります。

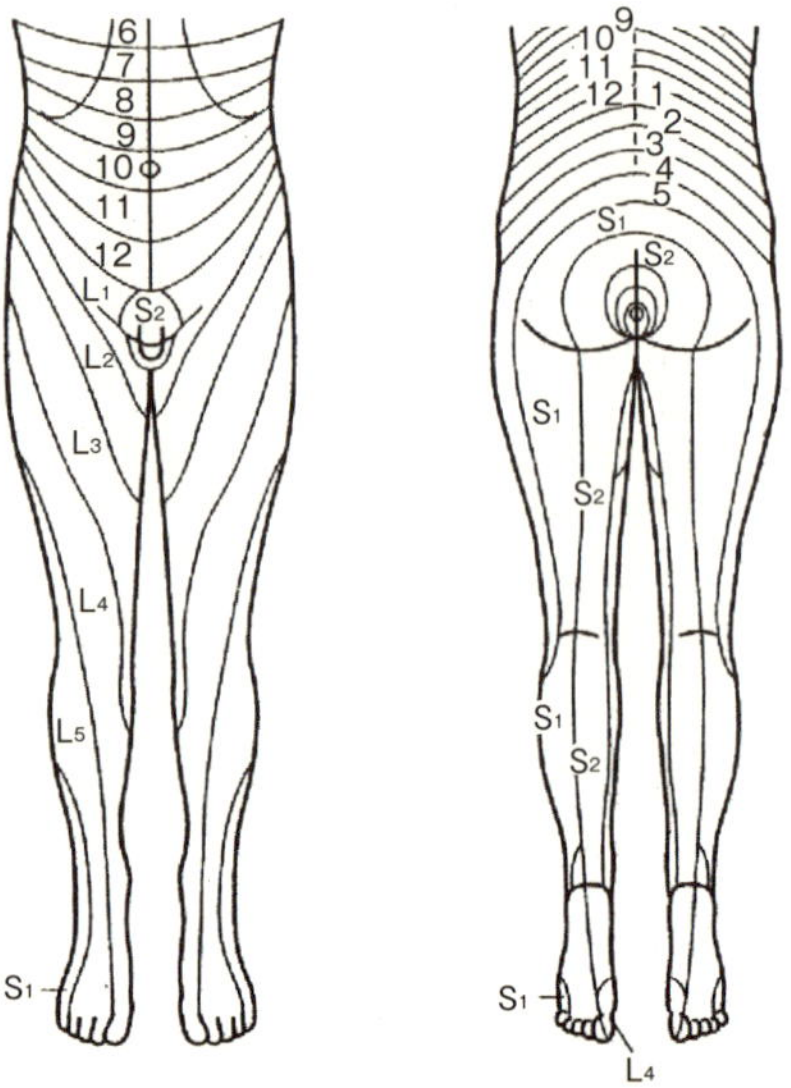


図 3・2　各神経根が支配する知覚領域
L は腰椎、S は仙椎を示す。

表 3・1　腰椎椎間板ヘルニアの発生部位と神経症状
たとえば L4／5 の椎間板ヘルニアでは L5 神経根が障害され、長母指伸筋の筋力が低下し、足背側の知覚が低下する。

| 発生部位 | 障害される神経根 | 筋力低下 | 知力障害 | 腱反射 |
|---|---|---|---|---|
| L3／4 | L4 | 大腿四頭筋 | 大腿前面 | 膝蓋腱反射減弱または消失 |
| | | | 下腿内側 | |
| L4／5 | L5 | 前脛骨筋 | 下腿外側 | 正　常 |
| | | 長母趾伸筋 | 足背側 | |
| L5／6 | S1 | 長母趾伸筋 | 下腿後面 | アキレス腱反射減弱または消失 |
| | | 腓腹筋 | 足外側 | |

## 痛みについて

### アロデニア

日本語で異痛症といい、触覚などの軽微な刺激を、はげしい痛み刺激として感覚してしまう状態です。異常に痛みを感じやすい状態であるといえます。はっきりとした原因は不明ですが、神経根での神経の一部分が、交感神経系細胞などの神経と連絡をとってしまい、通常触覚神経が乗り越えて痛み神経に伝達してしまうのではないかと考えられています。慢性疼痛に多く、触覚神経が脊髄後角（脊髄の知覚細胞）で誤って痛覚の回路に配線されてしまったような状態と考えられています。

### 急性疼痛と慢性疼痛

国際疼痛学会では、「疼痛（痛み）」とは、組織損傷を伴うか、もしくは損傷がなくても生じうる「不快な情動」として定義されています。運動器の痛みは、大きく「侵害受容性疼痛」、「炎症性疼痛」、「神経因性疼痛」に分類されています。骨折や捻挫のように、外からの直接的な有害刺激より痛みが発生するのが「侵害受容性疼痛」、化膿した傷のように組織損傷・変性・感染などによる炎症が発生することによって発生したのが「炎症性疼痛」、カウザルギー（過敏性疼痛）のように、慢性痛により痛みの伝達に異常をきたしてしまうのが「神経因性疼痛」です。

急性疼痛は、侵害受傷性疼痛によって発生し、生体防御のための警告信号としての役割をもっています。慢性疼痛は、炎症性疼痛、神経因性疼痛が関与してきます。神経因性疼痛は、疼痛の原因が除去されても痛みが持続する場合があり、さらに心理的・環境的・社会的要因も関与します。腰痛の場合、慢性腰痛は急性腰痛が慢性化したものではなく、急性腰痛の一部には慢性腰痛の急性発症であるという考えかたもあります。

**ゲート・コントロール理論**

痛みには、精神状態や環境によって、痛みを感じる刺激の量が変化したり、痛みとは異なる刺激を与えると痛みが緩和したりする、ということがあります。一九六五年、メルザックとウォールは、ゲート・コントロール理論を発表しました。この理論では、痛みには複雑な要因が相互に作用していて、痛みの刺激が末梢感覚神経から脳や脊髄への一方向の神経伝達による単純な知覚ではなく、触覚や温覚などの感覚や、感情、気分や注意などの精神状態によっても影響を受けると解釈されています。

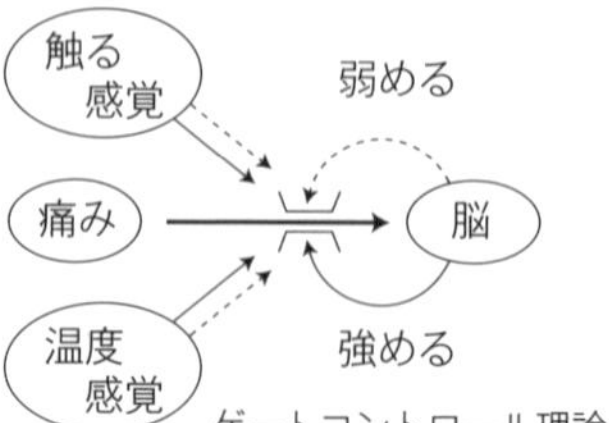

ゲートコントロール理論

# 第4章

# 画像診断

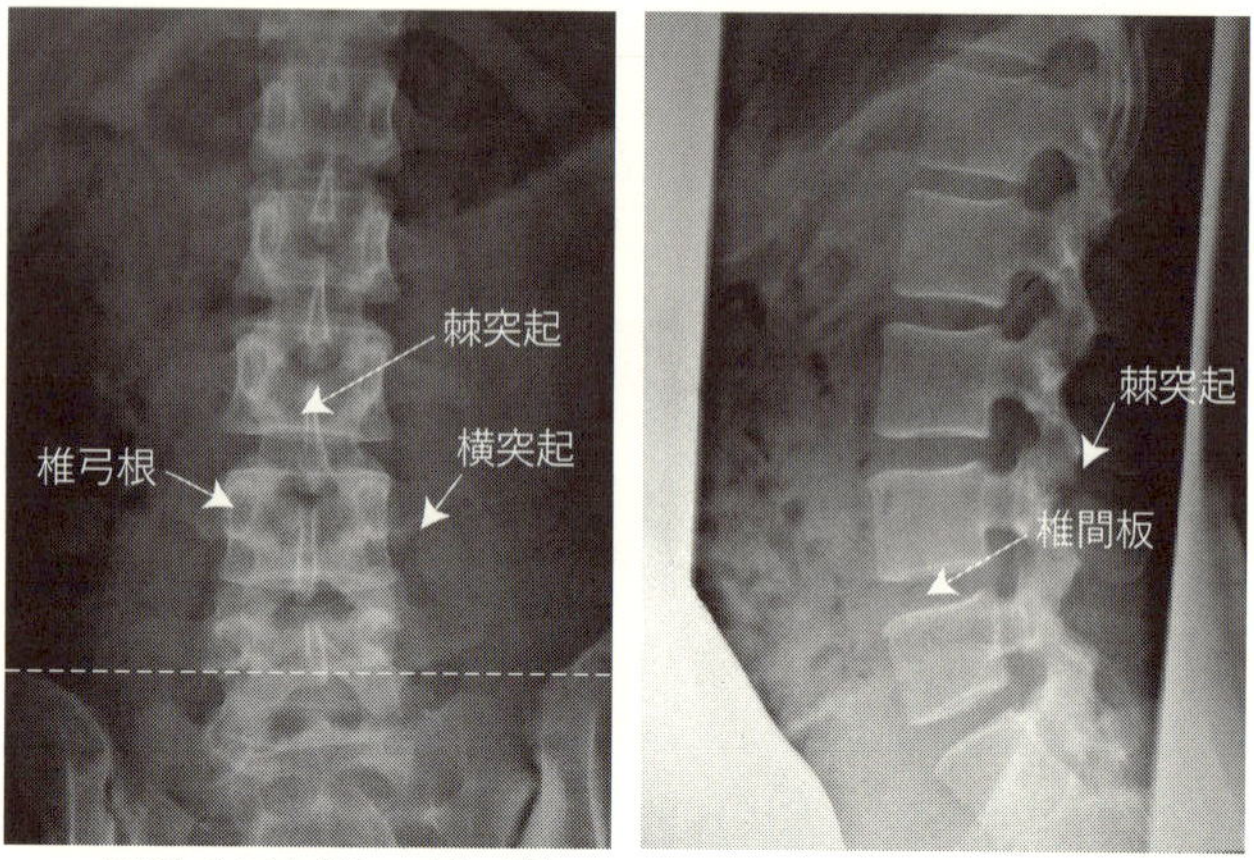

a. 正面（点線がヤコビー線）　b. 側面

図4・1　単純X線写真

痛みは、実際にその様子をみることはできませんが、腰痛の起こっている状況をさまざまな画像によって診断することはできます。代表的な画像としては、骨の状態をみるのがX線、CT、神経や軟骨の状態をみるのがMRIです。医者の話を理解するためには基本的な知識があったほうがわかりやすいと思いますので、目を通しておくと便利でしょう。

## X線

X線は、骨の状態を知るのに重要な情報を与えてくれます。骨組織を扱う整形外科ではもっとも基本的な検査であり、骨の形態や椎体骨の微細な変化、骨密度などをみるのに適しています。単純X線写真では、正面では、脊椎、棘突起の配列、椎弓根、さらに腸腰筋などを見ることができ（図4・1a）、側面で脊椎配列、椎間板の高さなどを見ることができます（図4・1b）。左右の腸骨翼を結んだ線をヤコビー線と呼び、第四腰椎〜第五腰椎間を通ることが多いです。それによって、体表から触診で腰椎のおよその位置を知ることができます。

### レントゲンの由来

骨を写しだすレントゲンフィルムの名前は有名です。レントゲンは、ドイツの物理学者で、現在のレントゲン（X線）写真を五〇歳で発見、第一回ノーベル物理学賞を受賞しています。

電灯を消した研究室で、真空管を前に実験を行っていたレントゲンは、真空管から今まで経験したことのない光が放出されているのをみつけました。真空管から出た光に自分の手をかざしたところ、自分の手の骨が透けてみえたのです。レントゲンは、この未知の光をまだ何もわからないという意味でX線と名付けました。レントゲンは、この不思議な発見を伝えようと妻のアンナを実験室に呼びだし、彼女の手を撮影したのです。すると、薬指に指輪をした彼女の手の骨がX線に見事に写しだされました。撮影してから短期間で、レントゲンはこの不思議なX線についての論文を書いたといわれています。これが今日のレントゲン写真のスタートです。

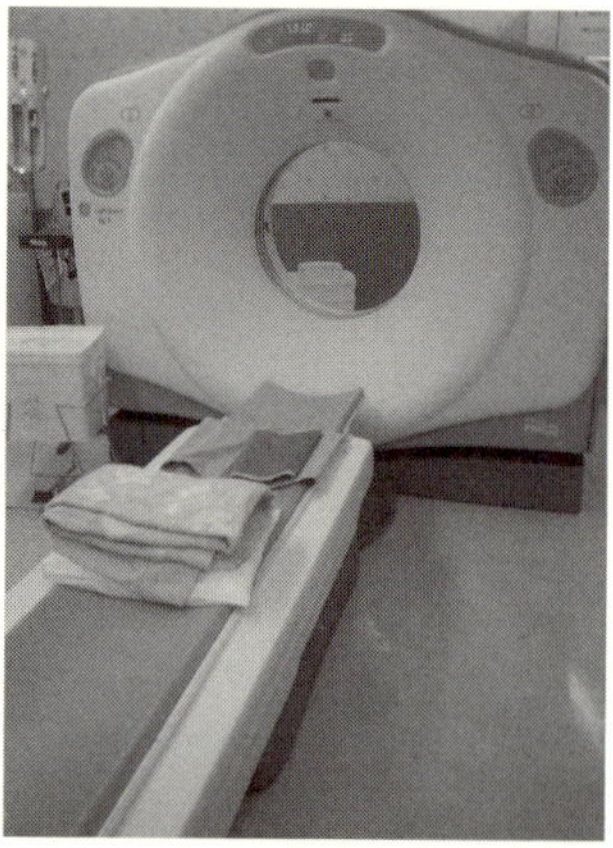

図4・2　ヘリカルCT

## CT（コンピューター断層撮影 Computed Tomography）

CTは、人体組織のX線吸収量に差があることを利用して、細かいX線を照射し、X線の吸収係数をコンピューターで計算して画像をつくります（図4・2、図4・3）。とくに横断面をみるのに適していますが、近年の「ヘリカルCT」では自由な断面をみることができます。MRIでわかりにくい、神経などを圧迫して痛みを起こしているところを知ることができます。

図4・3aは、脊髄造影（53ページ参照）後に撮影したCT写真で、造影剤の入った硬膜管とその中の馬尾神経が観察されています。図4・3bはCTを三次元に再構築したもので、コンピューター上で長さや角度などを測ることもできます。

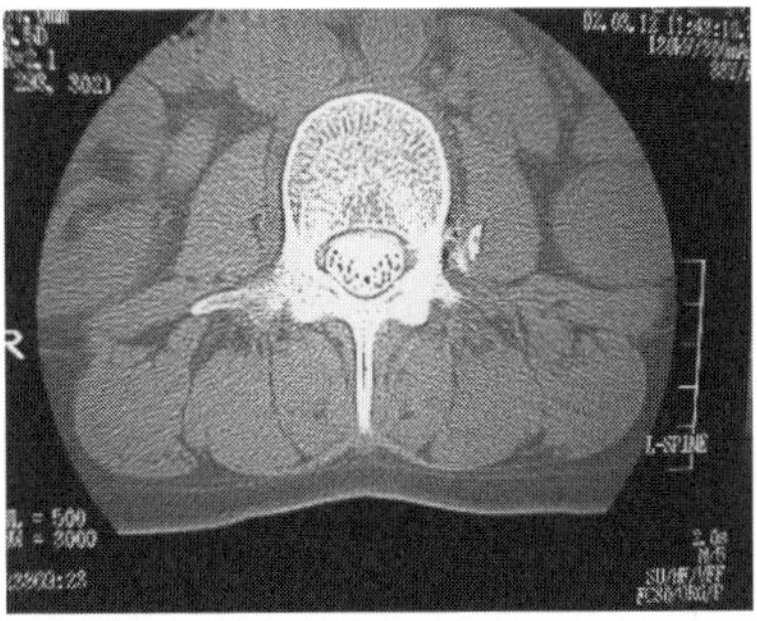

a. 横断面

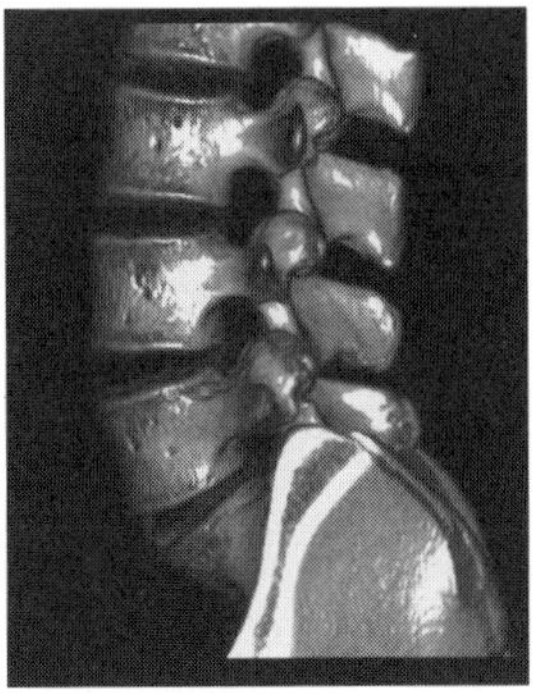

b. 側面

図4・3　CT 写真

## MRI

脊椎、脊髄疾患の診断に関しては、単純X線の次に行われることが多い検査です（図4・4）。CTではおもに骨に関する情報を得られるのに対し、MRIでは、神経、椎間板、骨髄の情報を得ることができます。とくに、神経根のどこが圧迫されているかを調べるには必要な検査です。近年3D-MRI（MRミエログラフィー）によって、神経根の連続した描出も可能になっています（図4・5）。腰椎椎間板ヘルニア、脊柱管狭窄症、脊椎、脊髄腫瘍や炎症性疾患をみるのにすぐれています。しかし、過去にまったく腰痛を経験したことのない人を対象にしたMRI調査においても、六〇歳以下の痛みのない人の五分の一にヘルニアが認められ、半数の人には椎間板の膨隆（膨らみ）がみられました。画像上の変化は加

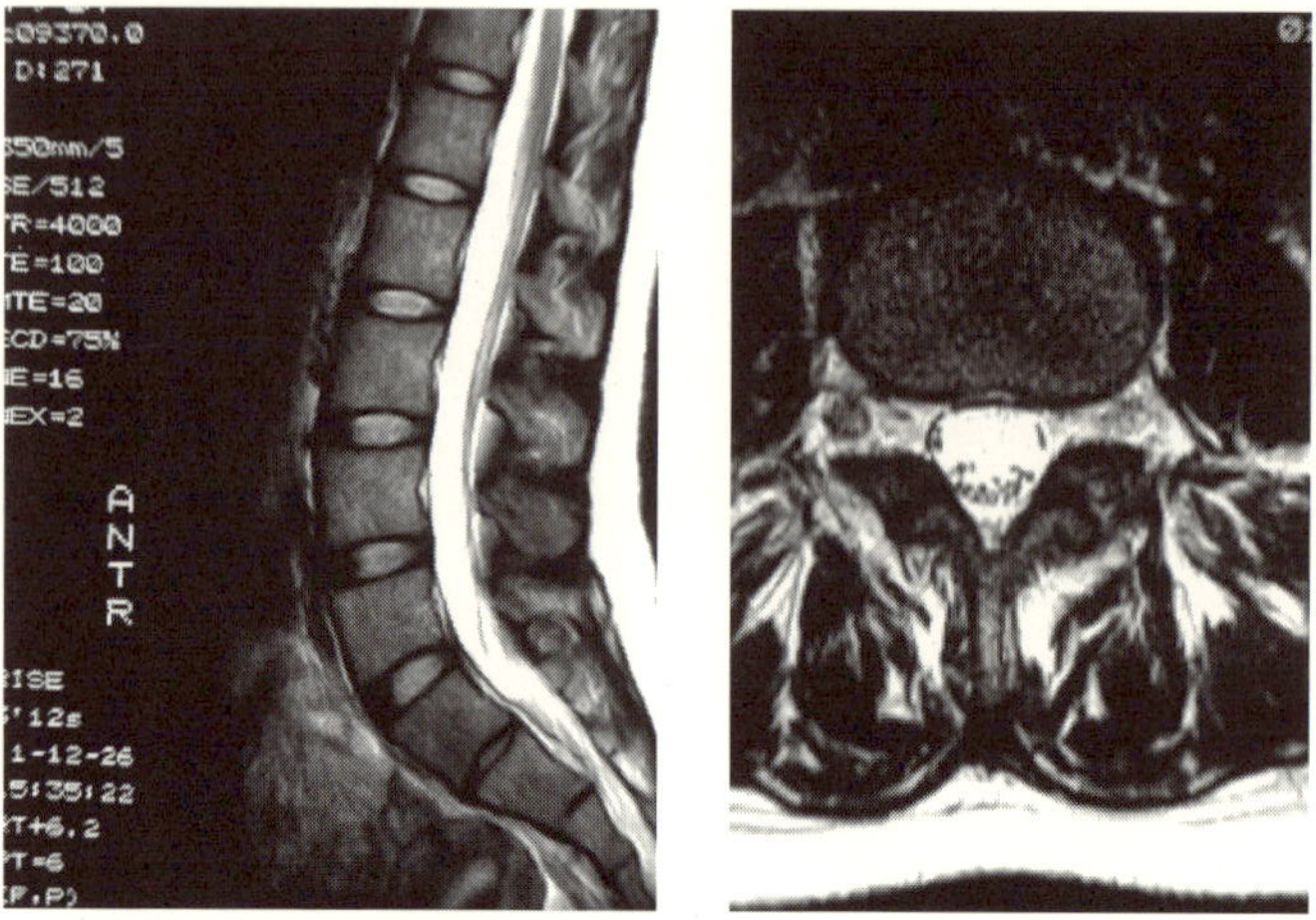

a. 側面断面図　　b. 矢状断面図

図 4・4　正常腰椎の MRI

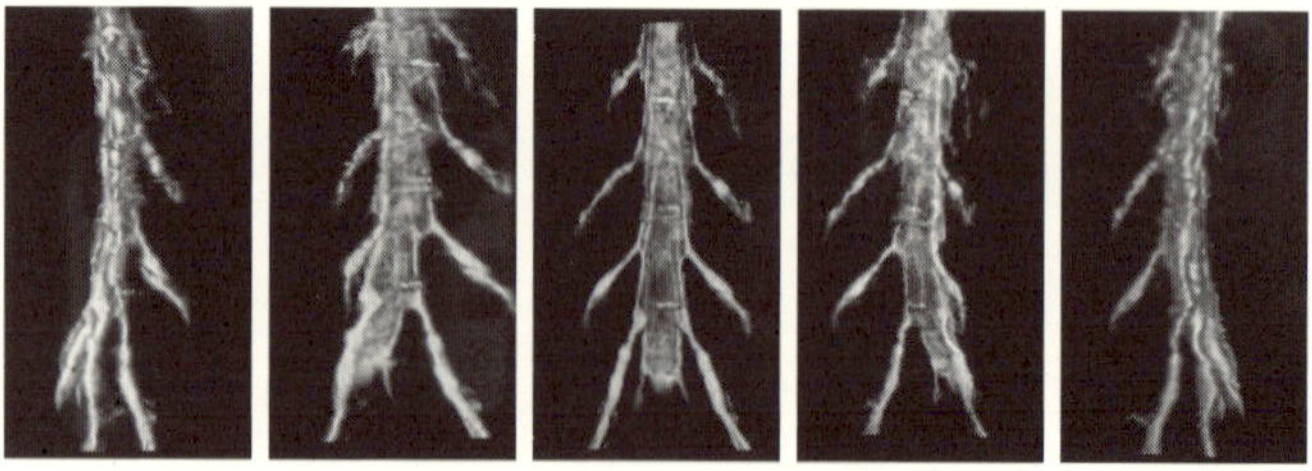

図 4・5　3D-MRI 神経根像

各方面から神経根をみることができる。

齢性の変化で、病的なものでないことも多いので、注意が必要です。六〇歳以上では、実に三人に一人の割合で椎間板ヘルニアが存在し、八〇%近くの人に椎間板の膨隆がみられると報告されています。

## 脊髄造影

脊髄を包んでいる膜と膜のあいだ（くも膜下腔）に造影剤（画像診断においてコントラストをつけたり特定の組織を強調したりするための薬剤）を注入し、X線撮影やCT撮影を行い、脊髄腔内部の狭窄の有無や占拠性病変の有無を調べるのに使用します（図4・6〜7）。脊髄造影では、前後屈などの動きによる圧迫の変化を知ることができます。

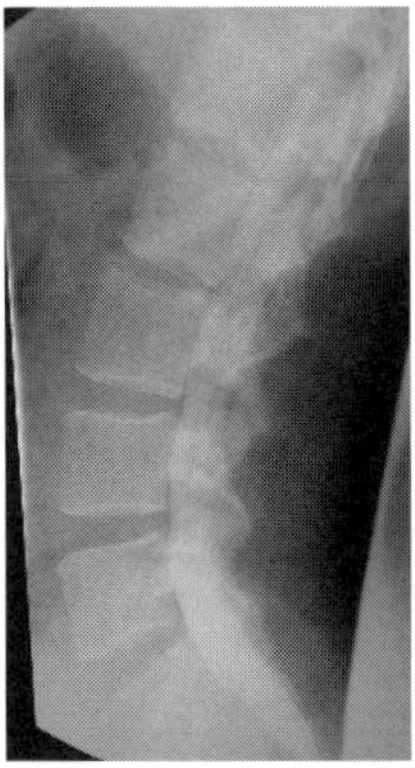

図4・6　腰椎脊髄の造影後のX線写真（側面）

## 神経根造影

痛みは他人からはみることができませんが、この検査では、どの神経が原因で坐骨神経痛が起こっているのか、針を刺して確認します。足に広がる坐骨神経痛があるとき、その坐骨神経の根元である神経根の走行をみて、針を刺入して痛みを起こし、どの神経が原因かをみます。さらに、造影したあとにブロックとして麻酔薬を注入して、痛みがなくなるかどうかを観察し、

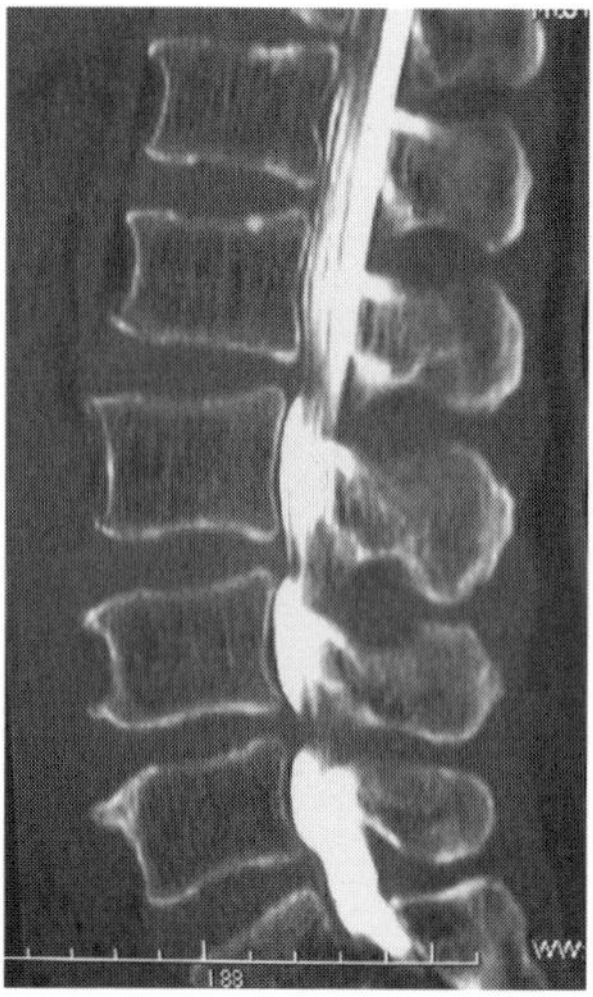

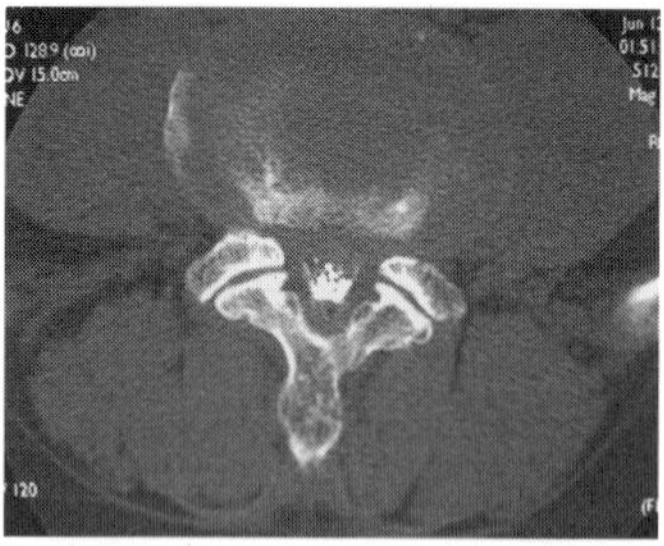

図4・7　造影後のCT写真
中央の白いところが脊柱管で狭くなっている。

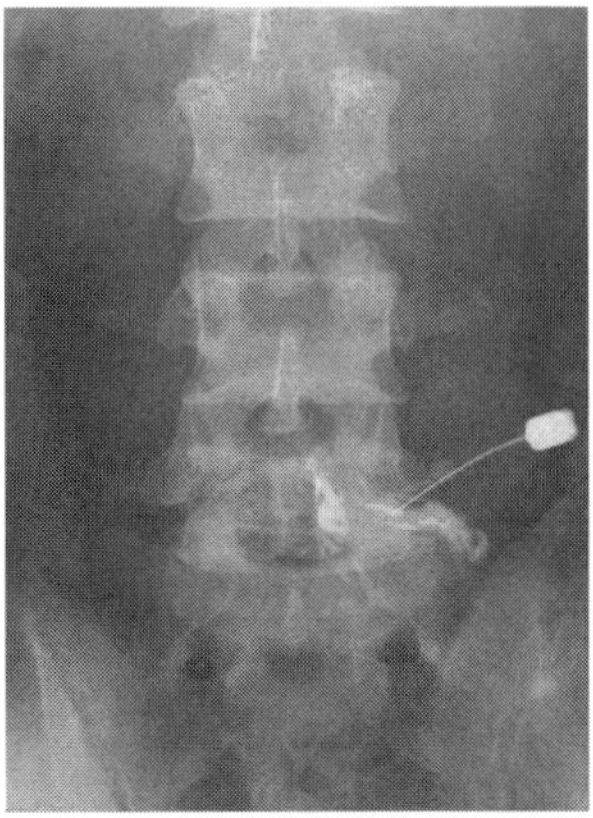
図4・8　右第五腰椎の神経根造影

画像的診断のほかに痛みの源が本当はどこにあるかを調べることができます（図4・8）。圧迫の強い部分が必ずしも一番痛みを感じる場所ではないこともあるので、大切な検査です。

## 骨シンチグラム

放射性物質を血管内に注射して、ガンマカメラという特殊な機械で骨の代謝が活発な部分を撮影するのが骨シンチグラムです。癌の転移、炎症性疾患などを全身にわたって検索する検査として大切です（図4・9）。とくに脊椎に腫瘍が転移した可能性がある場合は、その転移がどこにあるかを一度に全身で検索できるので有用です。しかし、急速な溶骨性癌転移や多発性骨髄腫、肺小細胞癌などの骨代謝の少ない特殊な癌では描出困難であり、また外傷や炎症などの良性疾患でも陽性になるため、注意が必要となります。

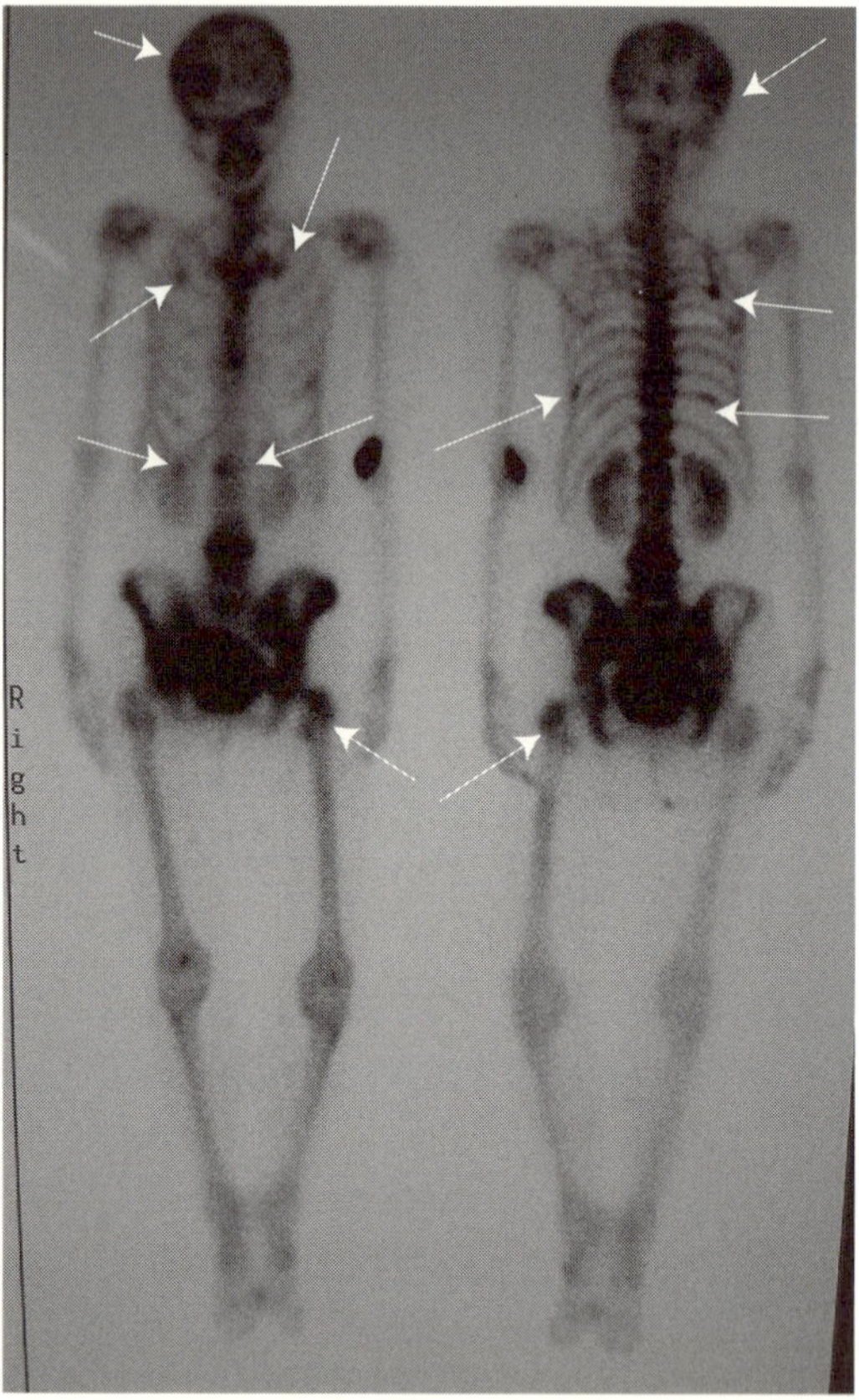

図4・9　全身骨シンチグラム
左：お腹側から背中方向に撮影、右：背中側からお腹方向を撮影。矢印は転移巣。

■第5章

# 齢をとった腰

腰痛は、二足歩行をはじめたときから人類を長く悩ませ続けている痛みの一つであることはよく知られています。米国で行われた調査報告によると、約八割の人が腰痛を経験しており、腰痛にかかわる費用は、国家予算の数%となるそうです。

若い人にも腰痛もちの人はいますが、年齢を重ねるとその数はさらに増加します。なぜ齢《とし》をとると腰痛が増えるのでしょうか？　運動生理学的には、六〇歳代から通常どおりの日常生活を継続しても、筋量は一年に一%ずつ減少するといわれています。加齢による退行性変化が十年続けば、七〇歳のときには筋量が一〇%減少します。腰に手を当てているお年寄りは多いと思います。

この章では、腰椎自体の加齢現象について述べてみたいと思います。

## なぜ人は齢をとるのか？

老化に関する研究では、近年いろいろなことが解明されてきています。その一つは、「テロメア」という細胞に存在しているヒゲの存在です。テロメアは細胞の染色体（細胞の核の中にあり、遺伝情報が盛り込まれている）の末端にある保護構造で、細胞分裂によりＤＮＡ複製が行われるたびに短くなっていきます。通常、ヒトの正常な体細胞を培養しても無限には分裂で

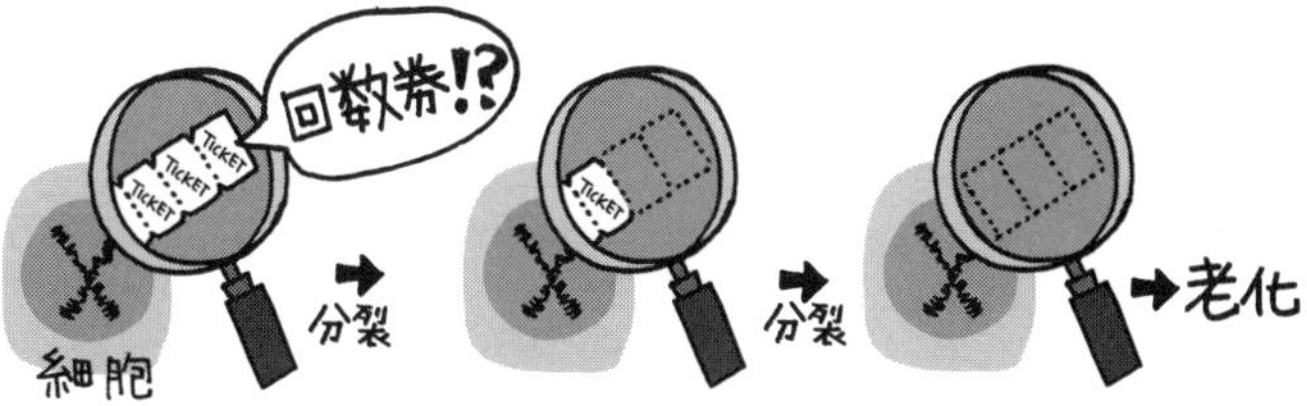


きず、五〇～七〇回分裂すると分裂できなくなります。この原因は、テロメアが細胞分裂のために少しずつ短くなってゆくことにあるといわれています。そして、テロメアが一定の長さ以下になると細胞は分裂を停止してしまうのです。このためテロメアは「分裂時計」あるいは「細胞分裂数の回数券」ともいわれているそうです。

一九九七年にイギリスの研究者によって発表された、母親と同じ顔と姿をもったクローン羊、ドリーの誕生は、世界に衝撃をもたらしました。しかしドリーは、外見は同じでも寿命が短いといった一生を送りました。ドリーの死因は感染症だったのですが、生まれたときから、すでにテロメアが短いままクローンされていたからだとも考えられています。

一〇〇歳を超えた老人でも多くの細胞は分裂可能であり、全身の細胞が増殖を停止しているわけではありません。しかし、一部のリンパ細胞ではテロメアの短縮によって増殖不全に陥り、免疫機能の低下や異常が起こる可能性があり、いろいろな病気になりやすくなるようです。少しずつ、体細胞の障害と再生をくりかえしながら分裂寿命の限界がきて、骨粗鬆症など、特有の老化症状が現れると考えられます。このように、細胞の分裂寿命は個体の老化の一因であるといえます。

## 加齢による脊椎カーブの変化

年齢を重ねるにしたがって、誰しも腰椎の椎間板の部分が痛んできます。椎間板の水分が減少して、椎間板の高さが減少してくるためです。そうなると、腰椎の前方部分の厚みが減って、腰椎の前弯が減少してきます（二章参照）。これが、老人独特の体型となってくる第一段階であるといえます（図5・1a）。腰椎前弯が減少すると、体の重心が変化するため骨盤が縦になることになります（骨盤の後傾化：骨盤を前につきだすような姿勢）。すると体全体の軸が後方に向いてくるため、胸椎の後弯が進み（猫背のようになる）、頚椎の下のほうの前弯が強くなってきます（下から覗き込むような姿勢：図5・1b）。また、加齢現象が胸椎からはじまる場合もあります。これは、農作業などのような前かがみの姿勢で重労働をしている人に多く、反復する前屈刺激と骨粗鬆症が重なって、徐々に背中が丸くなってくるからです。

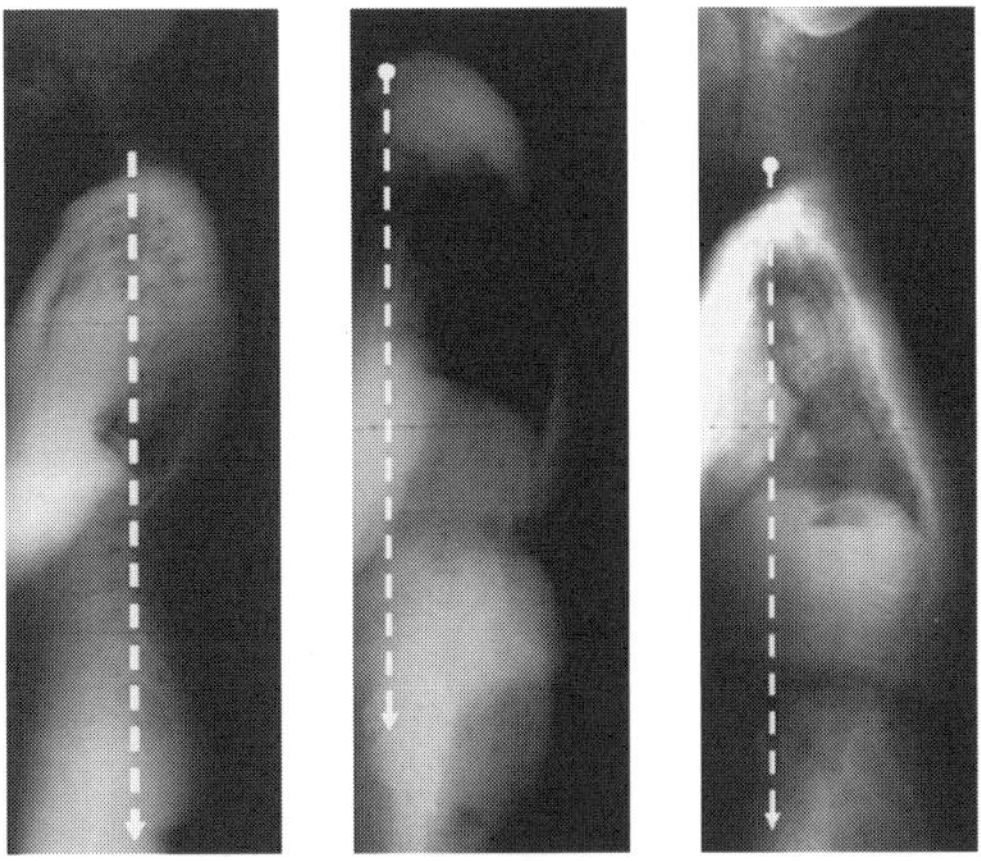

若　年　　中高齢者　　高齢者

a. 脊椎変化画像
齢をとると頭の重心が前に移動してくる。

正　常　　骨盤後傾

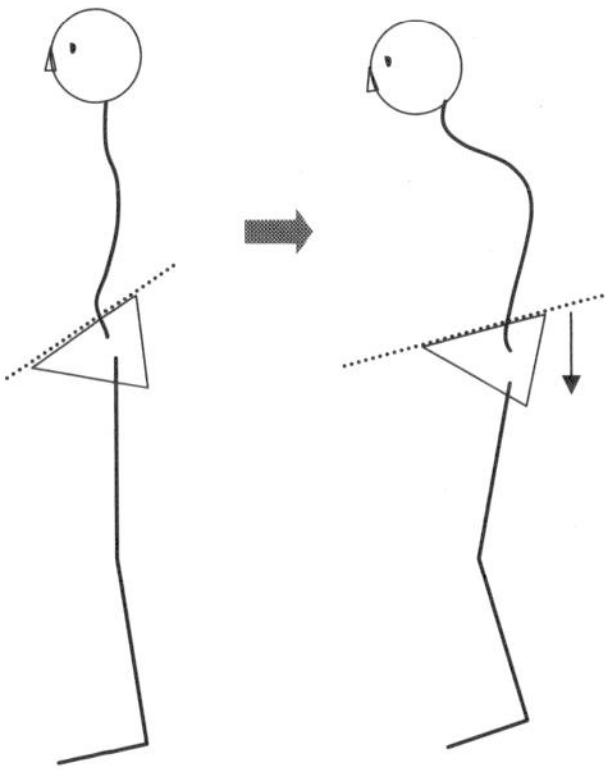

b. 姿勢の変化図
骨盤が縦にゆがむ。

図5・1　加齢と姿勢の変化

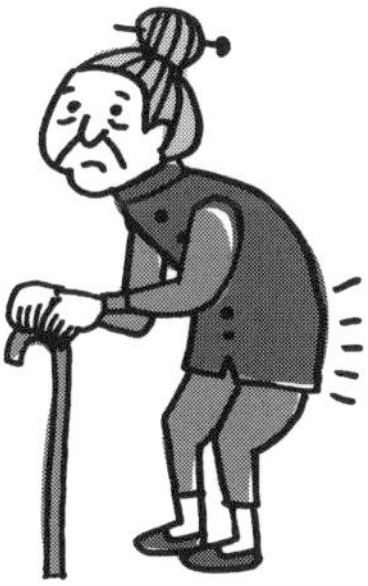

## 骨の老化

骨は、骨基質（コラーゲンなど）の表面にカルシウムの結晶であるハイドロキシアパタイトが沈着してできていますが、その量は年齢とともに減少します。そして骨の中身がスカスカになると、簡単な力で骨折を生じてしまう骨粗鬆症になります。骨全体が弱まって骨折を生じているために、一度折ってしまった骨は元に戻りにくいのが特徴です。

実際の骨粗鬆症の診断には、一般的には「骨密度」を計測することで診断します。骨密度は、超音波やX線で画像を撮って計測し、骨折の有無にかかわらず、骨量（骨密度）が最大骨量の七〇％以下の場合は骨粗鬆症と診断されます。しかし、骨量が七〇―八〇％であっても、骨折している人は骨粗鬆症として治療をはじめます。骨粗鬆症は全身の骨が脆弱になるのでいろいろな部分に現れますが、まず重心を支える脊椎から発症することが多いようです。特徴として、①背中や腰が痛くなる（重くなった感じがする）、②身長が縮んでくる、③背中が丸く、腰が曲がってくる、といった症状が出現します。

骨粗鬆症に由来する骨折は年間約一〇〇万件発生し、とくに椎体骨折の発生頻度の増加は顕著です。椎体骨折がひとたび生じると、次の椎体骨折を起こすリスクが高くなり（ドミノ現象）、椎体骨折が多発することで、腰背部痛、呼吸器症状、消化器症状、後弯変形などの姿勢変化が発生し、転倒の危険性が増大します。椎体骨折自体が死亡相対リスクを八倍以上高めるといわれています。

## 椎間板の老化

椎間板は脊椎を支持する大切な軟骨組織で、椎体と椎体のあいだにあって、椎体終板、線維輪、髄核から形成されています（二章参照）。あらゆる方向の外力に対し、クッションの役目を担い、外側に線維輪（内層、外層）、内側にコラーゲンでできた髄核を含んでいます。若い髄核は九〇％あまりが水分で、非常に粘っこい性質をしていますが、三十歳代には血管が消失し、線維輪は修復性に乏しく脆弱になってしまいます。年齢を重ねるとともに顔にしわができるように、椎間板にも亀裂が生じて水分が失われるのです。椎間板の変性は二十歳代後半から開始し、加齢とともに弾力性を失っていきます（弾力性は、水分含有量に関係するといわれ、椎間板の水分含有量は新生児で八八％、十八歳で八〇％、七十歳で六九％という報告もあります）。図5・2の右図では、水分を失って一部分が変性し（水分が減少して黒くなってきている）、ヘルニアとなっています。さらに加齢が進むと、コラーゲンの豊富な中央の髄核が変性

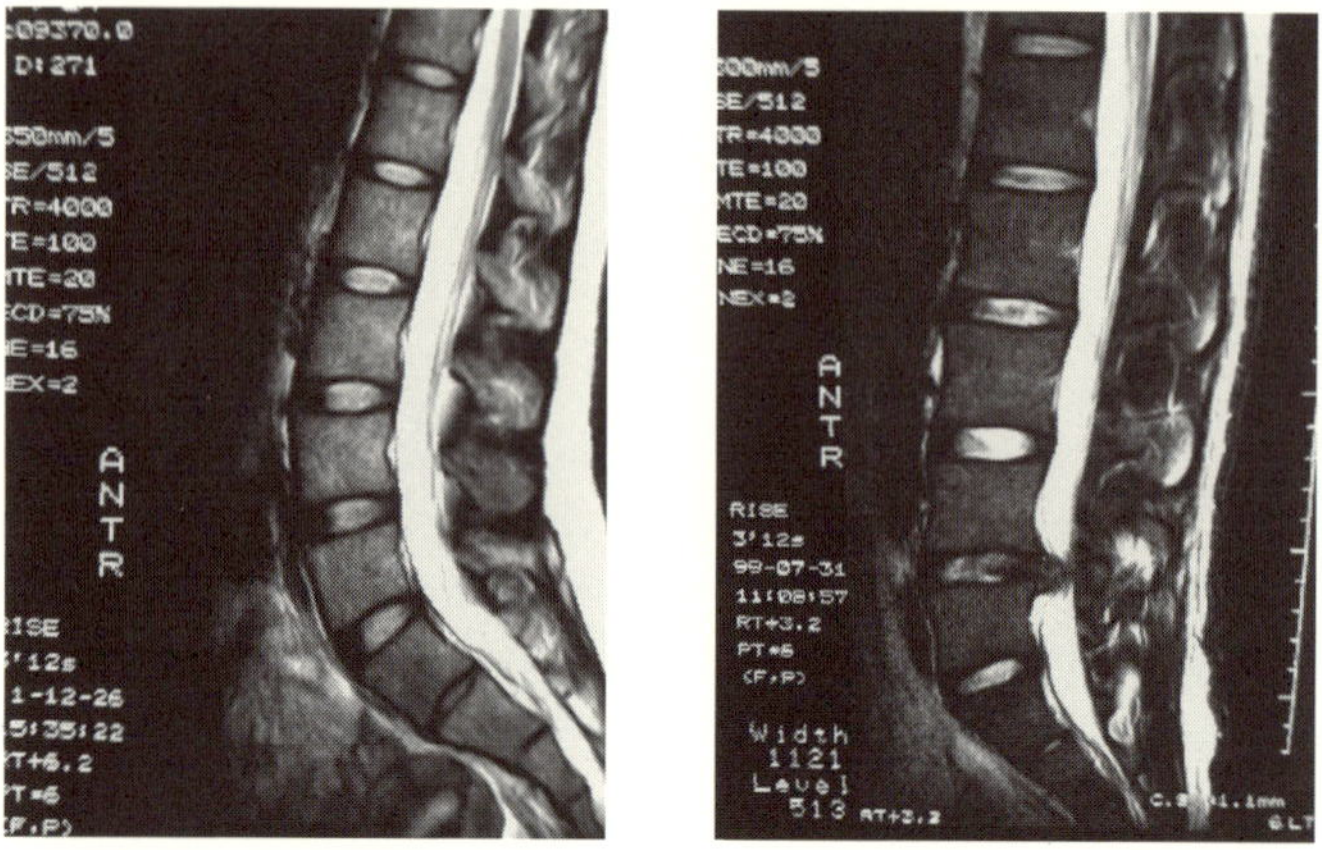


図5・2　正常椎間板（左）と変性した椎間板（右）のMRI画像
右では水分の減少により、一部分がヘルニアとなっている。変性した椎間板はMRIで黒く映っている。

して、ちょうどタイヤの空気が抜けたような状態で左右に広がって、その一部分によって脊柱管が狭くなります（脊柱管狭窄症）。

## 椎間関節の老化

椎間板が変性して、椎間板の高さが減少すると、後方支持組織である椎間関節においても、上側の関節が沈み込むという現象がみられます。椎間関節への力学的負荷が増加して変形性関節症となり、脊柱管内に関節が入りこんでゆくため、脊柱管狭窄となってゆきます（図5・3）。

腰を後屈させると、腰椎の関節面が強く接触します。関節面が加齢によってくずれてくると、上下の脊椎にすべりが発生しやすくなります（変性すべり症、六章参照）。また、加齢によっ

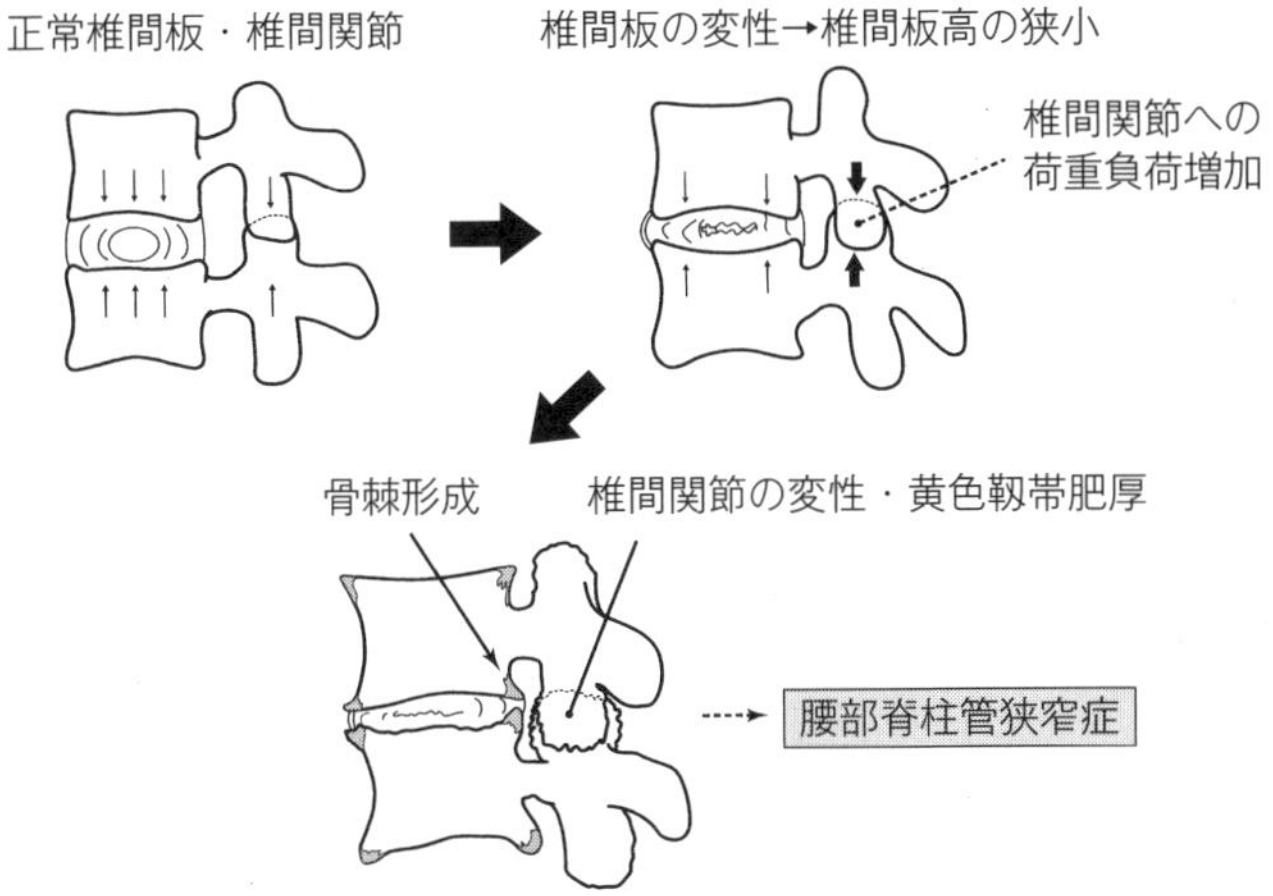


**図 5・3**　脊椎の変形性変化
[遠藤健司他著、“最新腰痛症ハンドブック―腰椎椎間板ヘルニアからスポーツ、事故の治療まで”、p. 31、シュプリンガー・ジャパン(2008)]

て椎間板が変性しその高さが低くなっていくと、椎間関節の関節面の適合性が悪くなり、負担が大きくなって椎間関節の軟骨面が減少して変形します（変形性関節症）。ちょうど年をとって指の関節が太くなっていくのと似たようなことが、脊椎の関節にも発生してきます。

## 腰痛の感じやすい部分

腰椎の痛みの感受性は、部位によって差があることがわかりつつあります。機械的閾値（刺激に対する感じかたの強さ）は、組織によって差があり、閾値が低いほど感じやすい、高いほど鈍いということになります。動物実験によると椎間関節が一番感受性が高く、次に後縦靱帯、仙腸関節、椎間板（前側方部）の順番であることがわかりました（図）。

| | 椎間関節 | | 後縦靱帯 | | 仙腸関節 | | 椎間板（前側方部） |
|---|---|---|---|---|---|---|---|
| 機械的閾値 | 1 | > | 7.8 | ≧ | 11.6 | > | 40.2 |

侵害刺激に対する感受性

［札幌医科大学、山下敏彦先生講演より］

# ■第6章 代表的な腰痛疾患

一般的な単純な腰痛の原因診断は意外と難しく、原因が特定できる腰痛は全体の一五％であるという報告もあります。しかし、病院での画像診断や診察を受けることで、少なくとも重篤な病気でないこと、運動麻痺につながらないことなどを明らかにすることはできます。急性腰痛は1章で扱いましたが、ここでは、さまざまな慢性腰痛について述べます（表6・1）。

慢性腰痛は、急性腰痛における通常の治癒過程に要する期間を超えて、三カ月以上続く腰痛と定義されています。

### 腰痛が慢性化する危険因子（イギリスクリニカルガイドラインより）

1 腰痛経験の有無
2 腰痛に起因する過去一年間の完全失業
3 足の痛み
4 運動不足
5 健康感の欠如
6 ヘビースモーカー
7 精神的苦痛とうつ状態
8 疼痛の強度に比例しない行動
9 仕事に対する不満
10 飲酒、結婚、経済的問題などの個人的問題
11 訴訟問題に関する不満

表6・1　慢性腰痛を起こす病気の種類

| 病　名 | 痛む場所や原因 | おもな患者層 | 足のしびれや痛みをきたす症状 |
|---|---|---|---|
| 腰椎椎間板ヘルニア* | 椎間板 | 青壮年（男性がやや多い） | 片側の坐骨神経痛・坐骨神経伸展試験陽性 |
| 腰椎分離症* | 椎間関節間の疲労骨折 | 若年層・スポーツをしている人 | 腰痛と下肢痛 |
| 腰部脊柱管狭窄症* | 脊柱管 | 40歳以降の男性 | 間欠性跛行 |
| 骨粗鬆症性椎体骨折* | 骨粗鬆症 | 高齢者（とくに女性） | 腰　痛 |
| 結核性脊椎炎（脊椎カリエス）* | 腫瘍・炎症 | 高齢者 | 徐々に進行する麻痺 |
| 化膿性脊椎炎* | 腫瘍・炎症 | 中高年 | 激しい腰痛 |
| 腫瘍性腰痛—脊髄・馬尾腫瘍* | 腫　瘍 | 中年以降 | 帯状痛や放散痛（神経痛）に続発する進行性の麻痺 |
| 腫瘍性腰痛—脊椎転移癌* | 腫瘍（癌） | 癌患者 | 腰部激痛と急激に進行する麻痺 |
| 心因性腰痛* | ストレスなど | 神経質なところがある人 | |
| 内臓からくる腰痛* | 内　臓 | 中高年 | |
| 腰筋筋膜炎 | 筋原性 | 若年・中年 | 動くときに腰痛 |
| 腰椎椎間板症 | 椎間板 | 中年以降 | |
| 腰椎変性すべり症 | 椎間板・椎間関節 | 中年女性 | |
| 変形性腰椎症 | 椎間関節・椎体の変形 | 中高年 | |

*　本書でとりあげている病気。

## 腰椎椎間板ヘルニア

ケース1　三十歳、男性、営業職をしています。二カ月前より原因なく腰部の右から足の裏にかけて走るような痛みを感じるようになりました。痛みは少しずつ悪くなり、顔を洗ったり床のものを取ったりすることができなくなり、一週間前より痛みのため、自由に歩くことや寝返りを打つことができなくなって、整形外科を受診しました。

腰椎椎間板ヘルニアは、椎間板（軟骨成分）が飛び出て神経を圧迫している状態のことで、おそらく多くの人に知られている病名と思います（図6・1）。椎間板ヘルニアでなにより特徴的なのは、腰痛だけでなく足の痛みを起こすということです。腰椎から出てきた神経根が集まって坐骨神経になるので、腰椎での神経根の圧迫によってお尻から足にかけて痛む坐骨神経痛を起こすという仕組みになっているのです。

椎間板ヘルニアが認知された歴史は意外と浅く、一九三四年にミクスターとバールによって最初に医学雑誌（New England Journal）に発表されました。外科的な治療は、一九三九年にメイヨークリニックのラブが発展させ、さらに一九七七年、カスパーによって顕微鏡手術が、一

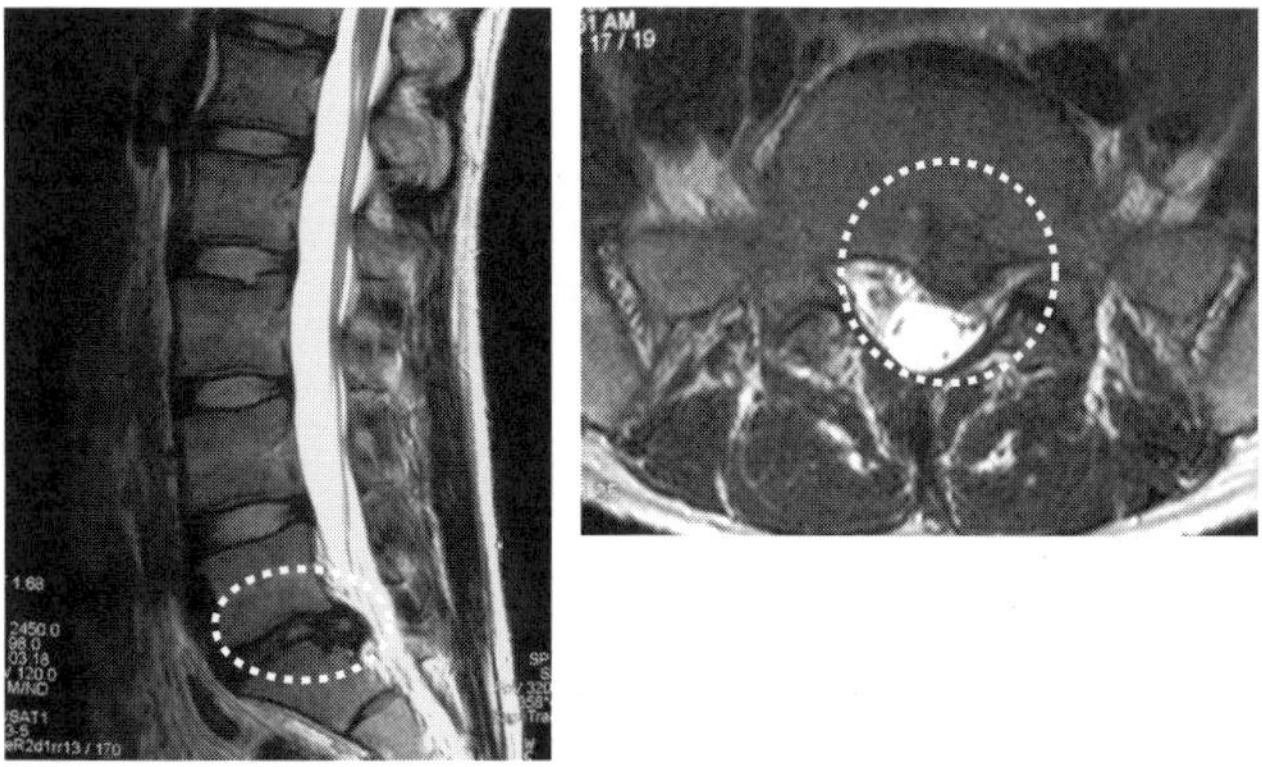

図6・1　ヘルニアのMRI写真
側面（矢状断面（左））では、第五腰椎と第一仙椎の間の椎間板が後方へ突出しています。水平面（右）では、中央よりやや左側に、後方へ大きく突出するヘルニアがみられます。

九九七年フォーリーとスミスによって内視鏡手術が開発されました。日本では、一九五〇年代の報告で軟骨症と呼ばれたものが最初です。

椎間板の変性には、加齢現象もありますが、炎症性サイトカイン（炎症性蛋白質）の関与が考えられています。つまり、椎間板ヘルニアが突出すると神経のまわりに炎症が起きます。最初は突出による単純な炎症によって痛みが生じ、そして椎間板の中からいろいろな物質が漏れ出てきて、これが神経に作用して痛みが出ると考えられています。ヘルニアには髄核に加えて線維輪、軟骨終板を伴うこともあり、比較的靱帯組織の薄い椎間板のまうしろよりやや横にずれたところによく起こります（図6・2）。

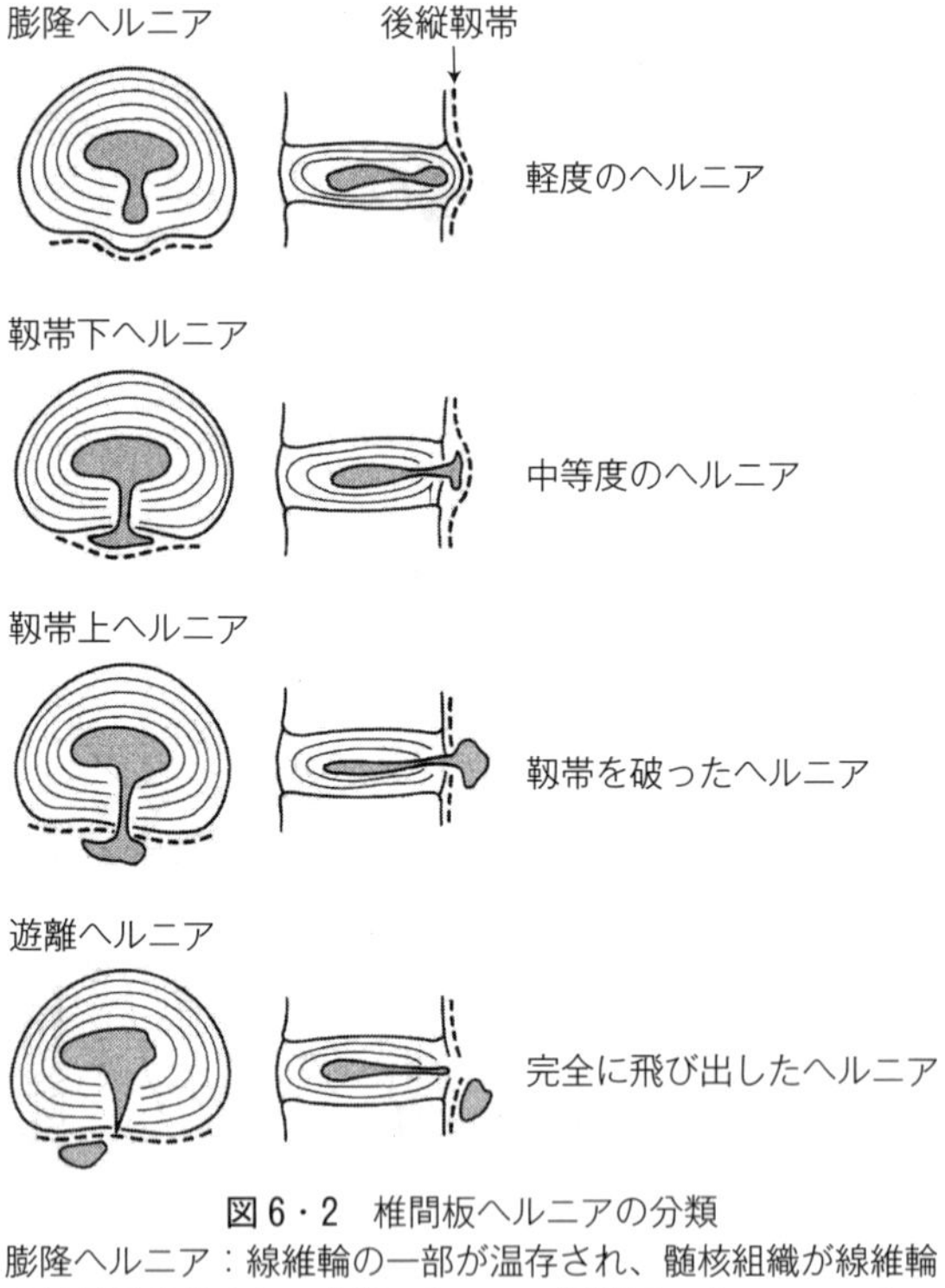


図 6・2　椎間板ヘルニアの分類
膨隆ヘルニア：線維輪の一部が温存され、髄核組織が線維輪の最外層を越えない突出ヘルニア。靭帯下ヘルニア：ヘルニアが後縦靭帯で覆われているもの。靭帯上ヘルニア：ヘルニアが後縦靭帯を穿破するもの。遊離ヘルニア：脊柱管内に脱出した髄核組織が分離片となった分離ヘルニア。

## 疫学

人口の約一%がヘルニアを抱えており、椎間板に多くの負担をかけやすい青壮年者に多く、男性にやや多くみられます（男性対女性＝二～三対一）。よく起こる場所は第四腰椎と第五腰椎、第五腰椎と第一仙骨のあいだで、椎間板内圧は、中腰、坐位で高くなるため（図2・6参照）、スポーツや重量物の持ち上げ動作、長時間の坐位などをきっかけに発症することもありますが、とくに誘因のみられない場合も多いのです。発生要因には、労働や喫煙などの環境因子のほかに、遺伝的要因も関与していることが知られています。

## 症状と診断

多くの場合、椎間板が出て神経根を圧迫していますが、痛みを起こすのは腰だけでなく、足のほうでも起きます。ヘルニアによって圧迫されている場所の神経根の症状（下肢のしびれや痛み）を呈します。

単純X線写真では腰椎椎間板ヘルニアをみることはできず、椎間板の厚みの減少を頼りにします。ＭＲＩＴ２強調横断像で白い部分が少なくなると水分が減少したことを意味します（図2・7参照）。

## 治療――保存療法が第一

さて椎間板ヘルニアの治療ですが、保存的な治療が原則です（表6・2）。すなわち、いきなり手術はしません。その理由の一つに、自然吸収（コラム）というのがあることが最近わかってきたからです。

### ヘルニアの自然吸収

大きなヘルニアほど自然に早期に縮小するといわれています。ヘルニアの自然吸収は、ヘルニア部分での血管増生が起き、脱出髄核に浸潤した炎症性細胞を、マクロファージが異物と認識してヘルニアを貪食するために起きると考えられています。髄核や靱帯を破って椎間板が飛び出てしまうと、単球という一種の白血球が遊走してきて、単球が貪食細胞マクロファージに変化します。このマクロファージが、出っ張ったヘルニアを食べてしまいます。ですから靱帯を破って出ていないと消えないのですが、靱帯を破ったタイプのヘルニアは消えていく可能性が十分あるということです。完全に脱出して遊離したヘルニアは、五〇%以上の確率でヘルニアが縮小することが確認されています。

表6・2　ヘルニアの治療法

<table>
<tr><th colspan="3"></th><th>内　容</th><th>時　期</th></tr>
<tr><td rowspan="6">保存療法</td><td colspan="2">安　静</td><td>3日以内の安静臥床（手術療法の例外を除く）</td><td>急性期</td></tr>
<tr><td colspan="2">装具療法</td><td>軟性コルセット・腰椎バンド</td><td>急性期</td></tr>
<tr><td rowspan="2">薬物療法</td><td>外用薬</td><td>消炎鎮痛剤NSAIDs（エヌセイド）を含む外用薬。湿布・貼付薬・塗布薬など</td><td>時期を問わない。</td></tr>
<tr><td>神経ブロック療法</td><td>硬膜外ブロック・椎間関節ブロック・選択的神経根ブロック・交感神経ブロック・トリガーポイントブロックなど</td><td>時期を問わない。<br>痛みが非常に強い場合</td></tr>
<tr><td rowspan="2">理学療法</td><td>物理療法</td><td>牽引療法・温熱療法（ホットパック、極超短波）・電気療法（刺激鎮痛法）・レーザー治療</td><td rowspan="2">亜急性期（2週間目～1カ月目）から開始。慢性期・回復期（1カ月～）はこれらを中心に行い復帰を目指す。</td></tr>
<tr><td>運動療法</td><td>筋力強化・ストレッチング</td></tr>
<tr><td colspan="3">手術療法</td><td>ラブ法、内視鏡手術（ヘルニアによる機械的圧迫を直接除去する）</td><td>保存療法を3～6カ月行って、無効な場合。神経マヒ症状（筋力低下、排尿障害など）がある場合、疼痛によって日常生活や仕事に支障がある場合は早急に行う。</td></tr>
</table>

・保存療法

保存療法は薬物療法、装具療法、理学療法です。強い痛みを訴えて受診された場合、急性期はまず安静、つまり患者さんに一番楽な姿勢をとってもらうということです。そして軟性コルセット・腰椎バンドは安静を保つ意味で有効ですので、巻いておいたほうがいいと思います。エヌセイド（NSAIDs）という痛み止めの消炎鎮痛剤の内服薬（飲み薬）あるいは外用薬（湿布や塗り薬）を使用します。ただし、最近安静の是非について議論がわかれています。最初は安静にしたほうがいいのですが、あまり長く安静にしていても意味がないということが最近わかってきています。安静にしていても三日以内、四日以上の安静臥床は筋力低下を招くので、逆にどんどん身体を動かして日常生活に復帰したほうがよいといわれています。

湿布などの外用薬ですが、欧米にはあまりなく、日本特有のものといわれます。これも賛否両論がありますが、最近は非常によい外用薬がたくさん出ていて、貼付薬では白い布のパップやテープ、塗布薬では軟膏、クリーム、ローション、スティック状のチックがあります。これらは、今はエヌセイドが含有されていて、従来の外用薬よりも効くようになってきているようです。

装具療法は、長く使用する場合には型をとって作成した軟性コルセットなど、メッシュでできた素材のものがよく使用されます。

一方、痛みが非常に強い場合、坐骨神経痛などは神経ブロック療法が有効です（4章54ページ参照）。痛みの神経を薬剤で一時的にブロックさせてしまうこの療法には、硬膜外ブロック、椎間関節ブロック、神経根ブロック、交感神経ブロック、トリガーポイントブロックがよく行われます。ただし硬膜外ブロックなどは合併症の危険も非常にありますので、専門の先生のところで行うのがよいと思います。

・理学療法

理学療法は、物理療法と運動療法にわかれます。少し痛みが和らいできた時期、これを亜急性期といいますが、二週目から一カ月目、このあたりから物理療法、温熱・電気・牽引療法などを開始して、軽い運動を中心にストレッチングを行います。そして慢性期・回復期の一カ月間は物理療法・運動療法を中心とした仕事やスポーツ活動を目指します。

物理療法は牽引、温熱、電気、レーザーがあります。牽引は外来での間欠性の牽引で、温熱療法ホットパック、極超短波なども確かに効果があると思います。そして刺激鎮痛法というものがあります。この中に電気療法が含まれます。一連のこういう物理療法に加え、多くの整形外科医院、整骨院に、低周波療法などがあると思います。これは確かに効果があるのですが、

表6・3　腰椎椎間板ヘルニアの予後

| 経　過 | 保存療法 | 手　術 |
|---|---|---|
| 1年 | 60% | 92% |
| 4年 | 2群間に有意差なし | |
| 10年 | 4年と10年で有意差なし | |

[Weber H., *Spine*, **8**, 131-140, 1980]

なぜ効果があるかといわれると、なかなかまだ十分にわかっていません。

運動療法については、体幹筋力強化・ストレッチングが二本柱です。腹筋強化といっても、やみくもに強化すればいいものではなく、とくに高齢の方はスポーツ選手のような筋力強化はできません。へその動き程度の運動あるいは腰部を床に押し付けるような動かすというより腹に力を入れる運動でいいのではないかと思います。ストレッチングは非常に大事で、殿筋やハムストリングを含めたストレッチングが腰痛にも必要と思います。股関節の屈筋群・腸腰筋などを含めた下肢筋群のストレッチングも重要になってきます。

・手術療法

手術ですが、一般的には今まで述べてきた保存療法を三〜六カ月間くらい行って無効な場合に考えます。しかし、神経マヒが起こっている場合は手術を行うべきで、下肢の筋力が落ちている場合、あるいは排尿障害が出た場合も早期に手術する必要があります。

手術自体は、長期の経過からみた場合は、痛みだけの症状であれば、必ずしも必要はありません（表6・3）。しかし疼痛が強く日常生活や仕事に支障をきたすのはその人の考えかたになりますので、ねばって治療をやっていけるのか、早く痛みを取って復帰したいのかが手術の選択になっていきます（コラム参照）。患者さんと担当医がよく話し、いわゆるインフォームドコンセントが必要になってきます。

手術はヘルニアによる機械的な圧迫を直接除去すること、保存療法は二次的に生じる反応を沈静化することを目的としています。手術の方法ですが、従来はラブ法が一般的でした。皮膚を開き、筋肉を退け、骨を削ります。そうすると神経が出てくるので、その神経を除いてヘルニアを取るという方法でしたが、最近は内視鏡などの低侵襲手術（手術の傷が小さく、組織のダメージを小さくする手術）という流れがあらゆる外科分野に及んできており、整形外科分野にも低侵襲手術が非常に普及しています。

ヘルニア手術後、同じところからの再発率は三〜一四％といわれています。再発予防のために、重量物運搬作業や長時間の運転などの作業やスポーツ復帰は、三カ月までは慎重に行ったほうがよいでしょう。

## 腰椎椎間板ヘルニアの値段、手術とガマンはどちらが高い？

最近、米国で興味深い研究が発表されました。腰痛、坐骨神経痛で悩む腰椎椎間板ヘルニアの患者さんを対象に、手術を受けた場合と受けずに我慢した場合、どちらが安くつくかということです。手術代と、痛みによって影響を受け、収入が下がることの天秤をかけてみたようです。結果は、痛みを二年以上我慢したときは、間接的な損失が手術代を超えてしまうそうです。長引く場合には、手術のほうが安くなるそうです。

## 腰椎分離症

ケース2　十六歳、高校生。高校一年生からテニス部に入っています。最近、ラケットで上にあがったボールを打つ練習を多くやっています。四カ月前からときどき腰痛が出るようになったのですが、練習が終わって休むと痛みが和らぐので筋肉痛だと思っていました。しかし、ときどきだった腰痛が多くなってきて、二週間前、ラケットを振ったあとに腰痛が悪化して歩くことができなくなり病院に受診しました。

腰椎分離症は、腰の関接突起間部が骨折して分離する障害です（図6・3）。若年者でスポーツをしている人が腰痛を訴えて受診したときに考えなければならないのが、腰椎分離症です。腰椎すべり症の報告は一九八二年、ベルギーの産科医ヘルビナクスによってなされました。分離の原因は、生まれつきの原因、分娩外傷、血流不全による壊死などの説がありましたが、現在では疲労骨折であると考えられています。分離症の症状ですが、腰痛、とくに運動時痛、そして特徴的なのが、立ち上がったり体をそらしたりして体を伸ばしたときの痛みです。足の痛みやしびれ感を起こすこともあります。これは分離部分の傷跡である線維軟骨塊（ケロイド

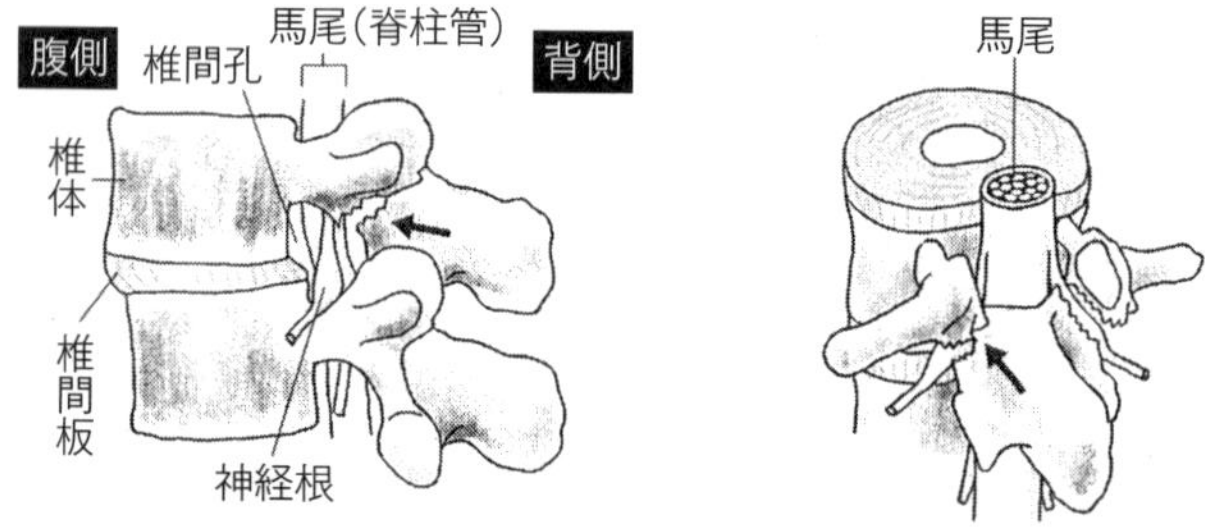


図6・3　腰椎分離症
［伊藤達雄、戸山芳昭総監修、“別冊 NHK きょうの健康 腰痛、肩こり、手足のしびれ”、p. 95、NHK 出版、(2004)］

のような瘢痕組織）が神経根を圧迫する場合、あるいはすべりが進行する場合であり、発育期の分離症では下肢痛を呈することはあまりありません。若い人で体を伸ばしたときの痛みを訴える患者さんが来た場合は、分離症を疑うべきであると思います。

そしてなにより特徴的なのは、スポーツ選手に非常に多いことです。重量挙げで四〇%、ボート三三%、体操二八%、柔道二七%、バスケット四二%の頻度で分離が起きているという報告が出ています。このメカニズムは、成長期における反復ストレスによる疲労骨折であるといわれています。すなわち成長期からスポーツをしていた人は、分離症の発生率が高くなっているといわれています。スポーツクリニックにおいて、腰痛で受診した患者さんの分離症の比率は、思春期では四七%、一方、成人では五%しかないということがいわれています。

分離部分がくっつくかどうかは、初期の場合はきちんと治療すると六二％が癒合するといわれています。しかし進行期になると八％、終末期になるとゼロとなります。

スポーツ復帰率ですが、しっかり治療すると九〇％以上は復帰できると報告されています。

### 治療――徐々にスポーツへ復帰

まずは保存療法が中心となります。若い人で、初期の場合は分離部の癒合が期待できますので、レントゲンやＭＲＩ、骨シンチグラフィーで癒合できると判断した場合は保存療法になります。コルセットを三～五カ月装着し、スポーツ活動はその間は止めます。これで多くの場合癒合します。

ただし、部活で休んだら試合から外されるというきびしい状況のときには、コルセットを装着しながら許可することもあります。もう骨癒合せず、つく望みがない、という場合はスポーツ活動を中止しません。痛みが強い場合はもちろん中止させるのですが、内服や理学療法などの一般的な腰痛の保存療法に準じた治療を行って、徐々にスポーツに復帰させる、このような治療が行われています。

## 腰部脊柱管狭窄症

ケース3　六十五歳、女性。主婦をしています。数年来腰痛があったのですが、普段の生活に不自由はなかったのでコルセットなどをしてそのままにしていました。しかし六カ月前から、買い物で歩いていると足がひきつれるようになり、よくなったり悪くなったりしていました。不思議なことに自転車に乗って移動するぶんには痛みはありません。立って台所で料理がつくれなくなってきて、座って包丁を使っています。家族に勧められて病院を受診しました。

腰椎椎間板ヘルニアと分離症は若年者に多い疾患ですが、中高年以上に多く発生するのは、脊柱管狭窄症です。図6・4は脊柱管を輪切りにした断面図です。灰色の部分に囲まれたところが脊柱管（神経のとおり道）なのですが、狭窄症の場合は、脊柱管が狭くなって脊髄や周辺の神経を圧迫するようになります。

一番特徴的な症状はなんといっても「間欠性跛行《かんけつせいはこう》」です。そのほかいろいろありますが、何といってもこれが一番の特徴です。間欠性跛行とは、歩きはじめは何ともなく、しばらくすると足がしびれてきて立ち止まってしまう、という症状のことをいいます。この脊柱管狭窄症は、みのもんたさんが二〇〇五年の年末、紅白歌合戦の司会を終えた直後に手術されまして、話題となりました。非常によくなられており、初期であれば痛みは非常によくなるという一つの例だと思います。

古くは一九五四年のファービストの報告に始まり、その後、エプスタインは脊柱管の変性により脊柱管が狭くなり、神経根が障害を受け、足の痛みが出現すると述べています。わが国では一九七〇年、若松らの報告以後、次第に認知されるようになってきました。

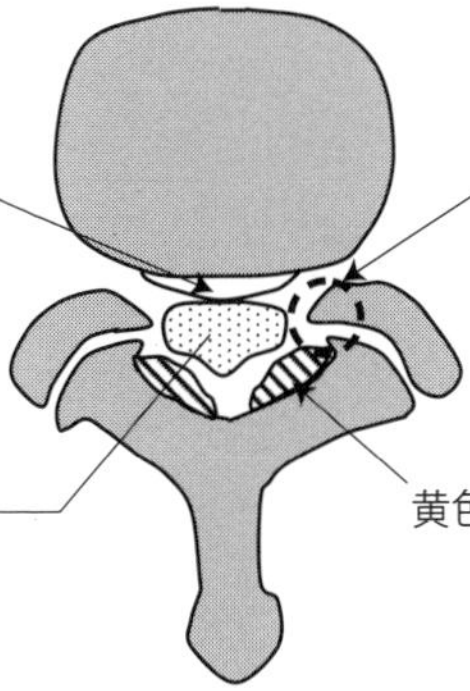

図6・4　脊柱管の断面図
脊柱管の狭窄症の原因となるおもな3つの要素を示す。

## 症状と病態

荷物を持ち上げる途中に腰に大きな負担がかかるように、椎間板圧は、座った姿勢や中腰で高くなることは知られていましたが、脊柱管内の神経を圧迫する硬膜外圧は、それと異なることがわかりました。すなわち、腰椎の脊柱管の圧は、寝ている姿勢でもっとも低く、座っている姿勢では寝ている姿勢の約二倍、立位では約四倍、立位後屈では約六倍となります。しかし、立位でも前屈姿勢（中腰姿勢）では後屈の約四分の一に低下することが知られています。

腰部脊柱管狭窄症は骨、関節、靱帯による神経の圧迫と、それによる血行障害がその病態として考えられています。腰椎の血管造影により血流障害の影響を調べたところ、腰椎の後屈により脊柱管の狭窄が生じ、静脈が圧迫されます。その結果血液のうっ滞が発生し神経の血流不足となり、下肢の痛みやしびれが発生し、前屈位をとると血流が再開するので軽快します。

## 疫学——四〇歳以降の男性に多い

発症年齢は一般に四〇歳以降の男性に多いといわれています。おもな自覚症状は腰痛、下肢痛およびしびれ、冷感と間欠性跛行で、ときに排尿障害、便通の障害が生じます。本症の診断は症状や検査で疑いをつけて、画像で確認していくこととなります。しかし、痛みと画像所見は必ずしも一致しないこともあるので注意が必要です。

### 年齢別の発生頻度

秋田県で六七二人を直接検診した調査では、腰部脊柱管狭窄症は加齢とともに増加し、六十五歳未満で四・二%、六五—七四歳で一〇・四%、七五歳以上は一四・五%に発生していると述べられています。

## 診断——間欠性跛行が一番の特徴

間欠性跛行は、腰椎の姿勢に症状の発現が左右され、前屈姿勢では症状が出現しないことも特徴で、他の疾患との区別ができます（図6・5、図6・6）。間欠性跛行は足の動脈硬化による閉塞などにみられる血管性のもの、脊髄性のもの、そして腰部脊柱管狭窄症にみられる馬尾性のものとがあります。馬尾性間欠性跛行では、座らないと下肢症状は軽減せず、日内変動があります。また、アキレス腱反射減弱や歩行するにつれてのしびれや疼痛の広がりがあります。血管性間欠性跛行では、立位でも安静にしていれば下肢症状は改善し、日内変動はなく痛みの強いときは下肢動脈拍動が消失したり、足チアノーゼ（皮膚の色が紫色となる）がみられたりします。脊髄性では下肢脱力や下肢深部反射亢進、膝蓋腱やアキレス腱の反射が大きくなる病的反射陽性といった特徴があります。

a. 前屈時　　b. 後屈時

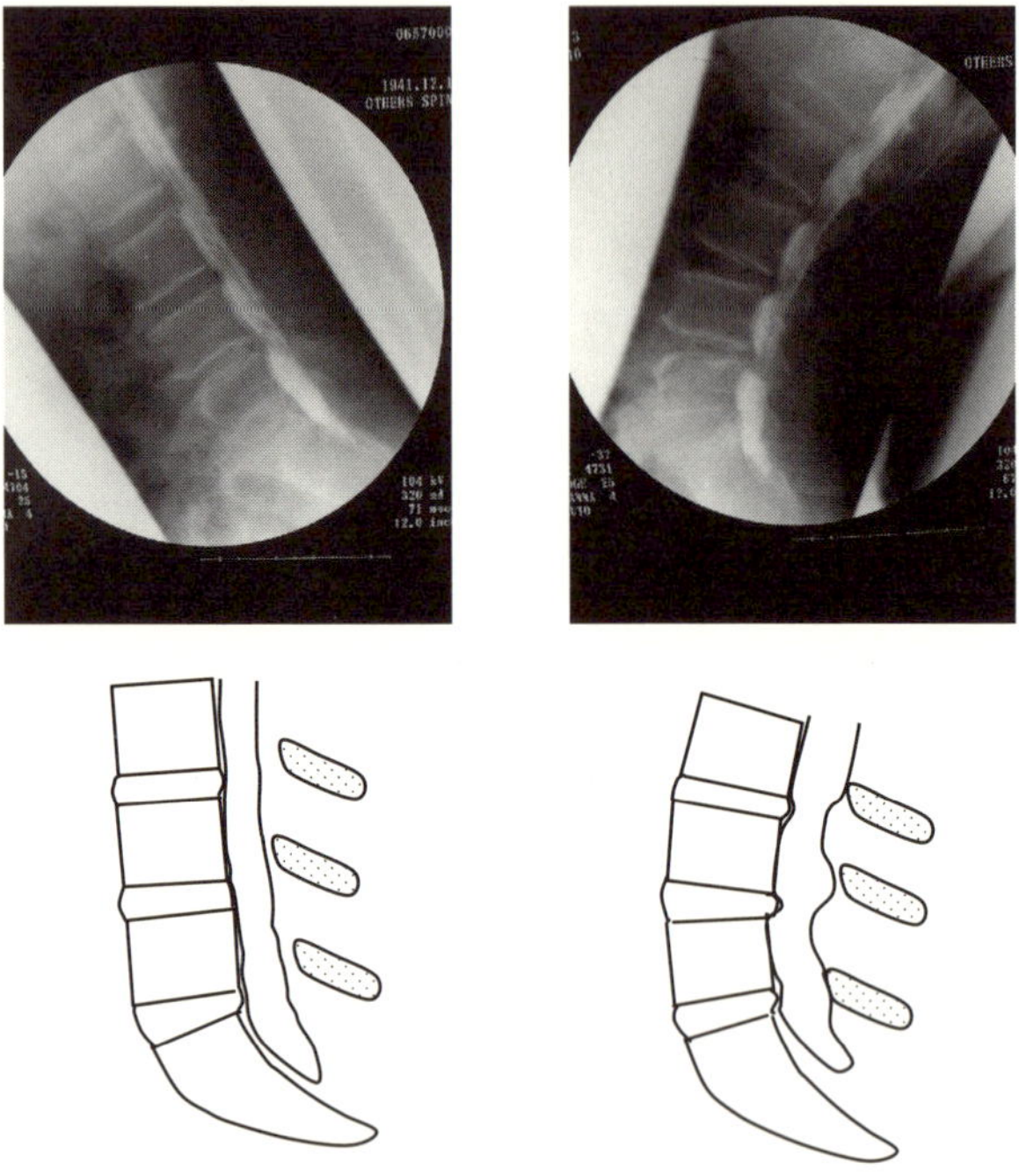

図6・5　腰椎の動きと脊柱管の変化
前屈時には脊柱管が広くなり、後屈時は狭くなります。後屈時に下肢のしびれやひきつれが出現するのと一致します。

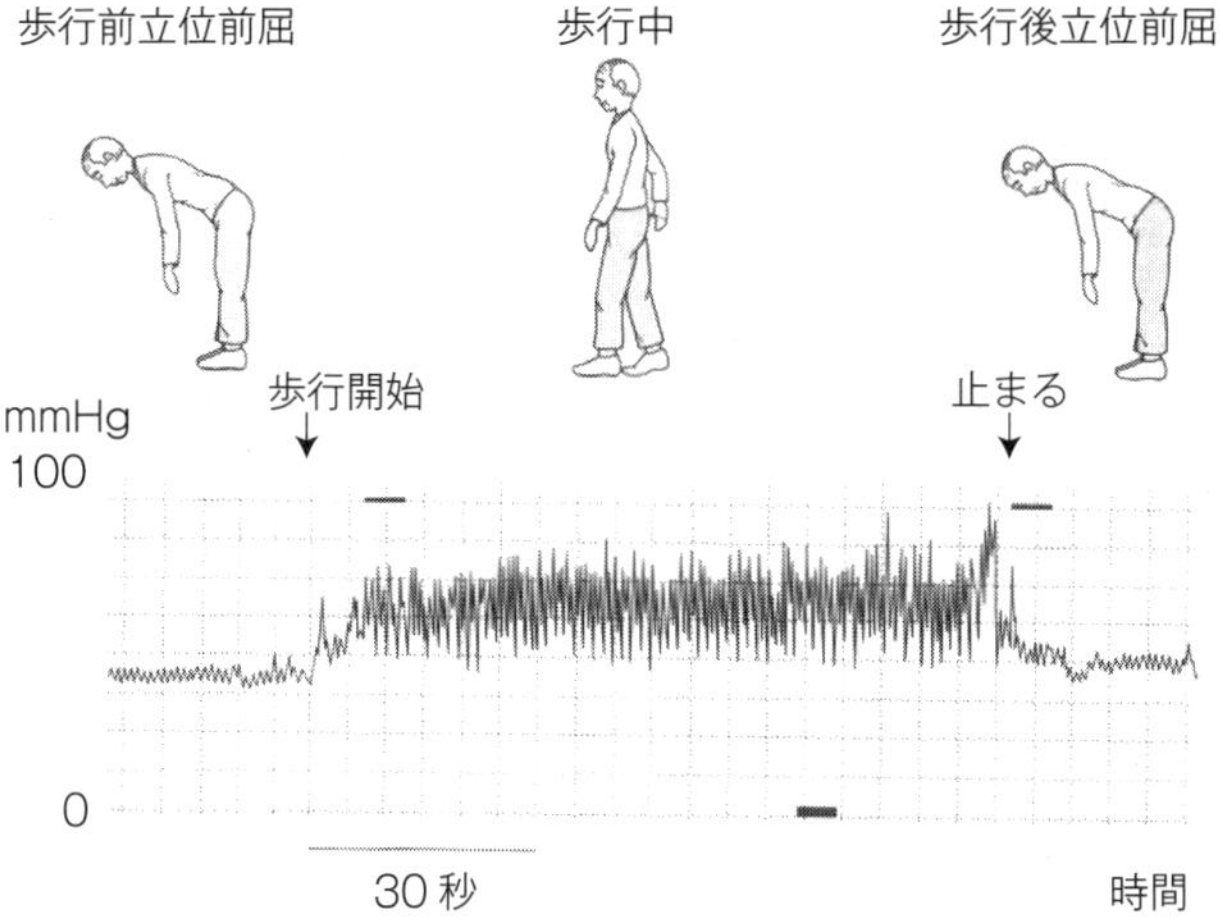


**図6・6**　歩行前、歩行中、歩行後の硬膜外圧の変化
歩行開始からしばらくすると下肢しびれが出現する。歩行を止め、しゃがんで休むと症状は改善する。[Takahashi K, *et al.*, *Spine*, **20**, 2746, 1995]

## 治療——間欠性跛行の治療がポイント

薬物療法では、プロスタグランジン製剤が有効であるということがわかって、近年保険が適用されています。神経組織内の血流を改善させることによってしびれ感が改善していき、多くの整形外科で処方されています。

手術は次の三つの場合に適応となります。

・保存療法（六カ月間以上）が無効な場合
・顕著な間欠性跛行（三〇〇～五〇〇メートル以下）を呈する場合
・顕著な神経の麻痺症状（筋力低下、排尿障害など）を呈する場合

間欠性跛行が手術の適用の要点になっています。三〇〇メートル以上は連続して歩

けないということならば、手術したほうがいいと考えています。

手術方法としては、後方除圧術、それから脊椎固定術があります。後方除圧術は骨を削って神経を除圧するだけですが、椎間にすべりがある症例、あるいは不安定性のある場合には固定する手術が必要になってきます。

### 腰椎椎間板ヘルニアと腰部脊柱管狭窄症のちがい

腰部脊柱管狭窄症は、おもに加齢による椎間板（軟骨）、脊椎（骨）、靱帯（軟部組織）の肥厚・変形により脊柱管が狭くなって、脊柱管の中にある馬尾神経への血流不全によって発生するもので、椎間板のみが突出したヘルニアとは病態が異なります。

腰部脊柱管狭窄症は馬尾症状（両側の下肢しびれなど）を呈し、腰椎椎間板ヘルニアは神経根症状（片側の下肢痛）を呈します。腰部脊柱管狭窄症は壮年から高齢者に多く、症状は間欠性跛行が特徴です。また、痛みは殿部から下肢にかけての痛みが主体で、腰部の前屈姿勢によって症状が軽減します。

## 診断サポートツール

腰部脊柱管狭窄症は、臨床症状が多彩で、脊椎専門医でないと初期に診断することは容易でありません。早期診断のために、日本脊椎脊髄病学会ではサポートツールを作成しています（表）。

腰部脊柱管狭窄診断サポートツール—評価項目とスコア
対象：下肢（殿部を含む）に症状のある患者さん
［日本脊椎脊髄病学会］

| 評価項目 | 判定 | スコア | |
|---|---|---|---|
| 病　歴 | | | |
| | 年　齢 | □ 60 歳未満（0）<br>□ 60～70 歳（1）<br>□ 71 歳以上（2） | |
| | 糖尿病の既往 | □あり（0） | □なし（1） |
| 問　診 | | | |
| | 間欠跛行 | □あり（3） | □なし（0） |
| | 立位で下肢症状が悪化 | □あり（2） | □なし（0） |
| | 前屈で下肢症状が軽快 | □あり（3） | □なし（0） |
| 身体所見 | | | |
| | 前屈による症状出現 | □あり（−1） | □なし（0） |
| | 後屈による症状出現 | □あり（1） | □なし（0） |
| | ABI* | □ 0.9 以上（3） | □ 0.9 未満（0） |
| | ATR** 低下・消失 | □あり（1） | □正常（0） |
| | SLR テスト*** | □陽性（−2） | □陰性（0） |

該当するものにチェックし、割り当てられたスコアを合計する。
7 点以上の場合は、腰部脊柱管狭窄症である可能性が高いといえる。

*　ABI：上腕血圧/足関節血圧比。ABI 0.9 未満は動脈の血流障害が存在することを示し、末梢動脈疾患を疑う必要がある。

**　ATR：アキレス腱反射。馬尾障害では両側性に低下または消失する。

***　SLR テスト：仰向けの状態で膝を伸ばしたまま下肢を挙上するテスト。痛みのために挙上が困難な場合、椎間板ヘルニアの可能性が高い。

## 骨粗鬆症性椎体骨折

ケース4　七十五歳、女性。主婦をしています。強い腰痛はないのですが、腰の両側が重い感じがします。夕方になるとやや強くなってきました。最近背が低くなって、前かがみになってきました。家族に聞くと年だから仕方がないといわれます。骨粗鬆症についての番組をテレビで見て、相談のため病院を受診しました。

社会の高齢化に伴い、骨粗鬆症人口は増加しています。骨粗鬆症性椎体骨折は女性に多く、胸と腰のあいだを中心として胸椎、腰椎によく起こります。これらの多くは小さな外力で発症し、痛みもはっきりしないため、診断が遅れて変形が進行して発見されることも少なくありません（図6・7）。

単に圧迫骨折というういいかたをすることもありますが、正式な名前としては椎体骨折といわれています。椎体骨折には二通りあります。一つは外傷性骨折、高齢者がしりもちを突いたり転倒したりして一気に骨が潰れるというケースです。しかし非常に多いのは、いつのまにか椎骨が潰れているというケースです。これを脆弱性《ぜいじゃくせい》骨折といいます。

外傷性骨折は必ず痛みを伴いますが、脆弱性骨折は痛みがある場合と痛みがないこともあって、まったく気付かないうちに骨が潰れてきているという場合、早期診断がむずかしいところです。

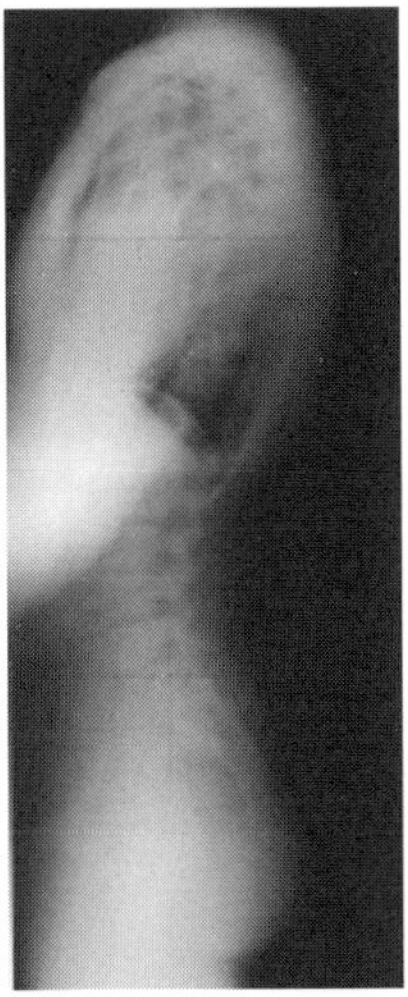

a. 正　常

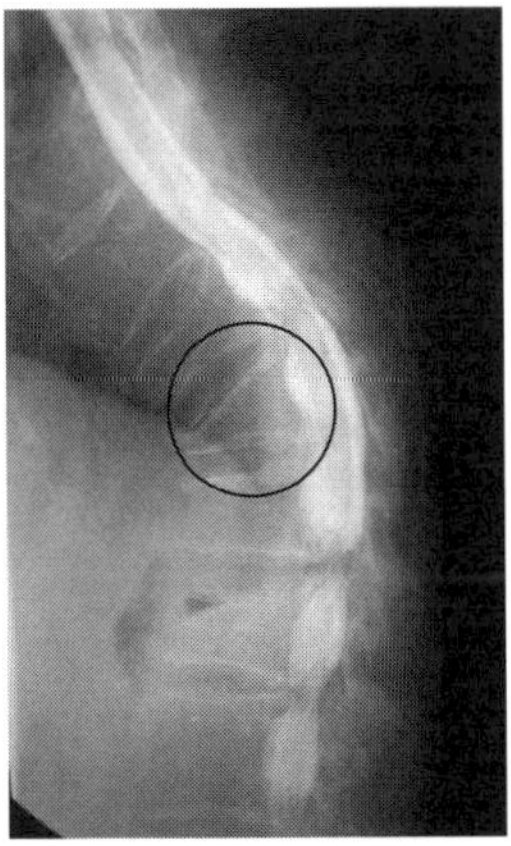

b. 脊髄造影

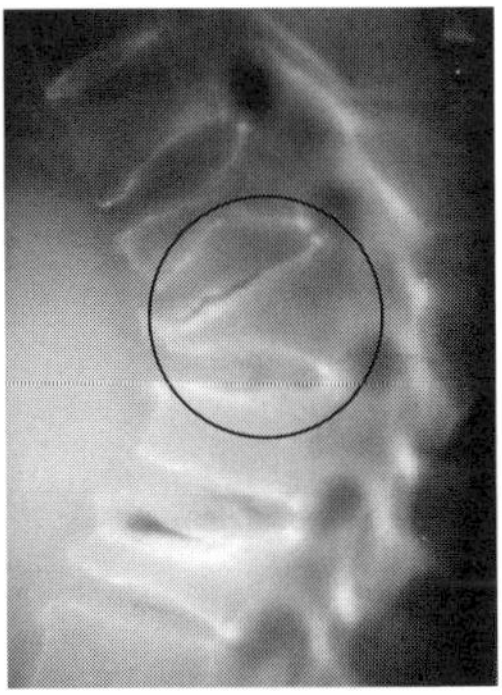

c. 断層撮影

**図6・7**　圧迫骨折による神経の圧迫

四角形の椎体が圧迫骨折によって三角形となり、腰が曲がっている。

椎体が段々潰れてきますと、図6・7のb、cのように背中が丸くなり、猫背みたいになります。

椎体骨折になると、非常にいろいろな問題が起きます。一つは、背中がとても痛いので、生活の質が低下します。円背になると逆流性食道炎を起こすことがあります。また精神的にダメージを受けますし、心肺機能も低下します。それから、神経が麻痺を起こすことがあります。たかが圧迫骨折といっても、いろいろな問題が起こります。

## 治療——まずは安静とコルセット

治療についてですが、痛みが強くて受診された場合はやはりベッド上の安静が大切です。ギプスを巻くケースもありますが、巻かなくても半硬性コルセットで充分でないかと考えています。あるいは硬性コルセットというのもあります。

痛みが取れると一週目位からベッドアップ、二〜三週目から歩行開始、二〜三カ月間はコルセットを装着することになります。

受診時、椎体骨折はあるが疼痛が我慢できる程度で、歩行が可能な場合は、自宅でコルセットをつけてもらい、様子をみます。

**最近の骨粗鬆症治療の概念の変化と診断基準**

二〇〇六年に、「骨粗鬆症の予防と治療ガイドライン二〇〇六年度版」が発表されました。骨粗鬆症の国際的な定義は、一九九一年には「低骨量でかつ骨組織の微細構造が変化し、そのため骨が脆くなり骨折しやすくなった状態」と定義されていましたが、二〇〇一年には「骨強度の低下を特徴とし、骨折リスクが増大しやすくなった骨格疾患」となりました。新しい定義では、骨強度は骨密度と骨質（構造、骨代謝、ストレス蓄積、石灰化）が関与すること、低骨量以外の骨折リスクの存在を明確にすることが強調されています。

**薬物治療――一番大切なのはカルシウム**

ガイドラインによると、脆弱性骨折予防のための薬物治療を開始する基準は、次のように定められています。

1．脆弱性既存骨折がない場合

①腰椎、大腿骨、手首や手指の骨のBMD（骨塩量）がYAM（若年成人平均値）七〇％未満

②BMDがYAM七〇％以上八〇％未満の閉経後女性、および五〇％以上の男性で、過度のアルコール摂取（日本酒一日二合以上）、現在の喫煙、血縁・家族に大腿骨頸部骨折の人

がいる、のいずれか一つを有する
2．脆弱性既存骨折がある場合（男女とも五十歳以上）

薬物療法ですが、痛みに対しては消炎鎮痛薬、そして、エルシトニンという注射には中枢性の鎮痛作用があってよいといわれています。

骨折の治療薬は、活性型ビタミンDがあります。それから、最近ビスホスホネートというのが、骨粗鬆症の治療・骨折癒合の効果が非常にあるといわれています。さらに、女性ホルモン受容体に作用するサームという薬が最近出てきています（表6・4）。

骨粗鬆症の治療の基本は、やはりカルシウムを食事から摂ってもらうことです。カルシウムの吸収率は牛乳製品が一番高く（三九・八％）、小魚（三二・九％）、野菜（一九・二％）という順になりますが、やはり乳製品を摂ってカルシウムを摂ることです。

表6・4　骨粗鬆症の治療薬

| |
|---|
| アルファカルシドール　0.5～1.0 μg/日<br>（活性型ビタミンD） |
| ビスホスホネート<br>・リセドロネート（商品名：ベネット、アクトネル）<br>・アレンドロネート（商品名：ボナロン、フォサマック） |
| サーム<br>・塩酸ラロキシフェン（商品名：エビスタ） |

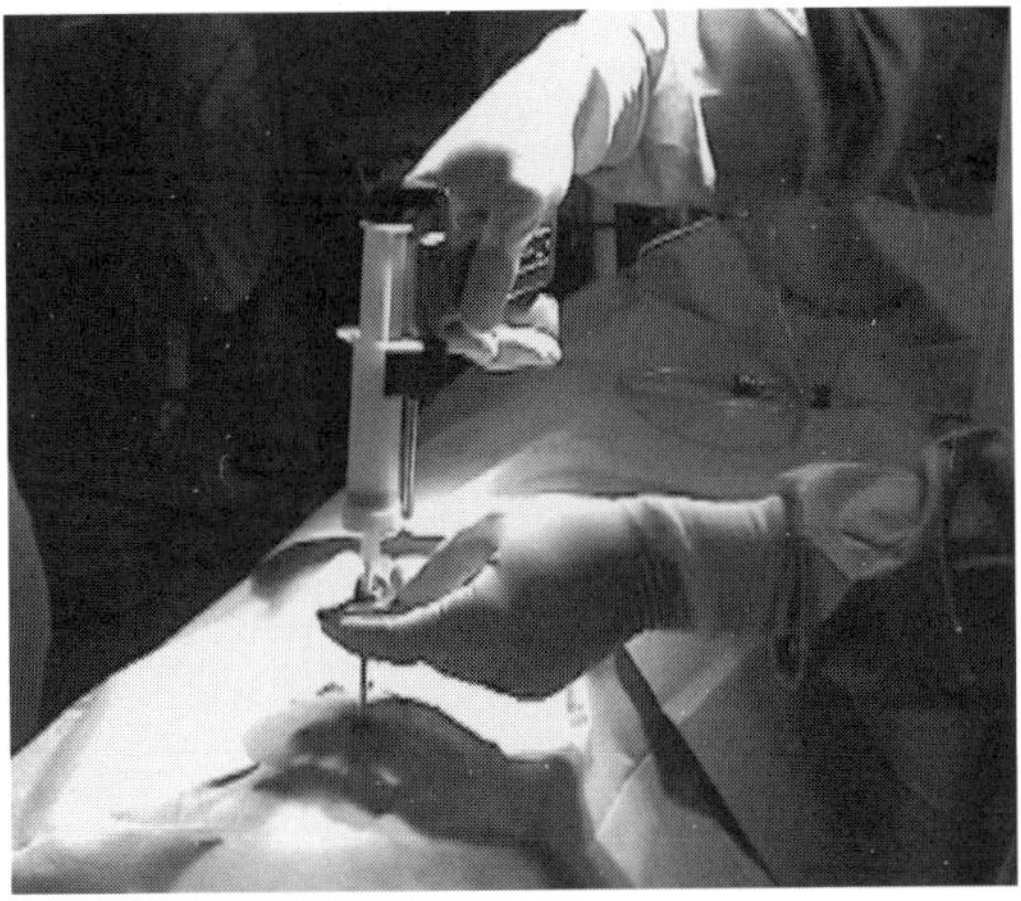

図6・8　椎体形成術
骨折した背骨に、注射器につまったハイドロキシアパタイトを注入している。

## 手術療法

骨粗鬆症の圧迫骨折で手術療法を行うことは非常に少ないと考えていいと思います。ただし、偽関節（骨がつかなくなった状態）の場合や、遅れて下肢の麻痺が出現してきた場合は、いつまでたっても骨折部が動いていますので、手術で治したほうが痛みは取れます。

手術方法は、脊椎固定術といい、椎弓を切除し、上下に金属を入れて固定する手術なのですが、骨粗鬆症が進行していると、直後はよいのですが上下の椎体にまた骨折が出てきたり、あるいは金属がゆるんできたりすることがあります。最近では椎体形成術というものが行われるようになってきました（図6・8）。チューブを刺入して骨折部分の中に溜まっていた液体を抜き、ハイドロキシアパタイトの液体（セメントの場合もあります）を注入して固めます。たちどころに痛みが取れて、いきなり歩き出すというような場合もあります。作用ははっきりわかっていないのですが、不安定性を解消する、あるいは偽関節の骨のつかなかった部分に痛みの物質があるということがいわれています。

### 腰椎変性すべり症

腰椎変性すべり症は、四十五歳以上の女性のL4（第四腰椎）に好発する疾患です。原因としては、加齢現象による変形で関節に緩みが出たうえに、機械的刺激が加わって椎体が前方にすべることによります。結果として、腰部脊柱管狭窄症となって、両足にしびれが出現する馬尾症状や、片側の足の痛みとなる神経根症状が出現します。治療は、腰部脊柱管狭窄症とほぼ同じに行われます。

## 炎症性、腫瘍性腰痛（結核性脊椎炎〈脊椎カリエス〉、化膿性脊椎炎、腫瘍性腰痛）

ケース5　転移性脊椎腫瘍による腰痛。五十六歳、男性。会社員です。毎年、検診を受けていますが、とくに異常を言われたことはありません。仕事が忙しく、運動はしていません。以前から残業が重なるとときどき腰痛を感じることはありました。一カ月前から、不思議と夜寝入ってからときどき腰痛を感じるようになりました。年のせいで疲れがとれなくなったのかなと思っていましたが、二週間前から、夜いったん寝たあとに腰痛のため起きることがでてきました。仕事は何とか行っていますが、痛みがだんだんと強くなってきたために病院を受診しました。

これらの疾患は、そうそう頻度の高いものではないのですが、発見が遅れると治療が難しくなるという点で大切です。まずは、脊椎の感染症です。大きく分けて、一般菌によるものと結核菌によるものがあります。いずれも血流の豊富な脊椎にやってくるので、怪我や現在結核にかかっていなくとも、ある日突然やってくる可能性があります。とくに、感染症に弱い糖尿病の人は注意が必要です。

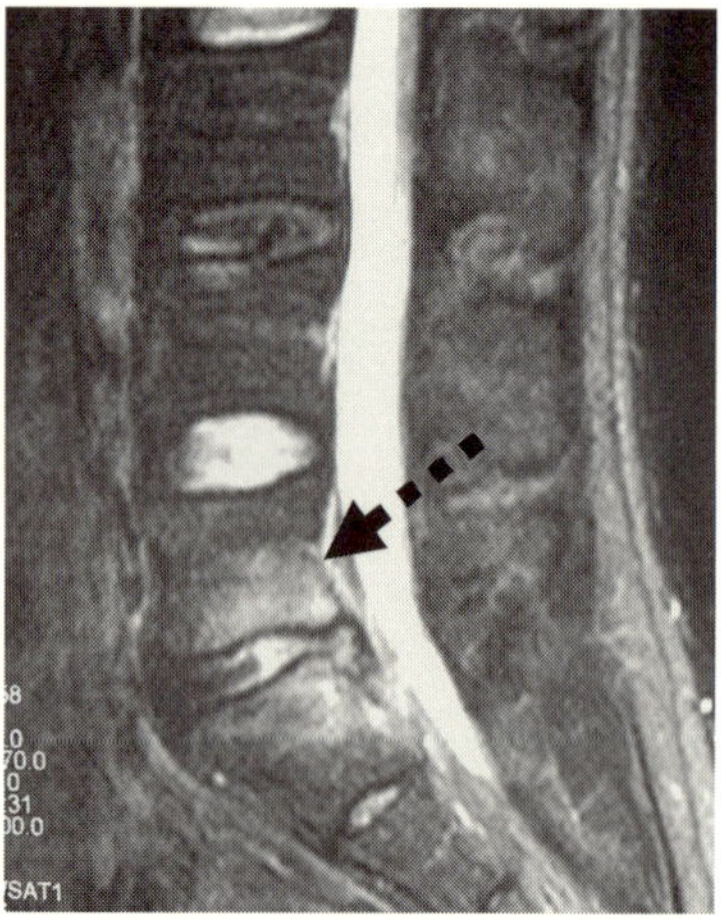

図6・9　第五腰椎～第一仙椎の椎間板より発症した化膿性脊椎炎のMRI

結核性脊椎炎は、脊椎カリエスとも呼ばれ、肺結核と同様に、一般的に気がつかないうちに進行してしまい、自覚症状に乏しく、脊椎の圧迫骨折をきたしたときに痛みが出現し、そのときはすでに大きな膿瘍（膿《うみ》）を形成していることが多いです。

化膿性脊椎炎の多くは体のほかの部位に一次感染巣をもっており、そこから起炎菌（感染症の原因となる菌）が血流を通って脊椎に感染することで発生します（図6・9）。黄色ブドウ球菌が原因の約五〇％を占めていますが、尿路感染症を基礎とするものでは大腸菌などが検出されることもあります。比較的急激に発症することが多く、結核性脊椎炎と比べて臨床症状は強く、悪寒、高熱などが認められます。

しばしば、結核性脊椎炎と転移性脊椎腫瘍、化膿性脊椎炎との鑑別が問題となります。転移性脊椎腫瘍は、癌（悪性腫瘍）の治療を受けていないで腰痛で発見されることもあり注意が必要です。とくに血便、血尿、咳などの症状の有無、体重減少に気をつけ、疑わしい場合には内臓の検査を受けたほうがよいでしょう。

## 癌が脊椎に転移した場合の余命の計算

癌患者数の増加と生命予後の向上により、癌骨転移患者は増加しています。そのうち脊椎は骨転移の三九・九%であり最好発部位です。甲状腺癌、咽頭癌では頸椎への転移が多く、子宮癌では腰椎への転移の頻度が高いといった特徴があります。

転移性脊椎腫瘍に対する予後判定には、表に示す「徳橋スコアー（次頁）」を参考にします。全身状態、脊椎以外の骨転移数、原発巣の種類、主要臓器転移の有無、麻痺の状態の六項目からなり、その総計点数より予後判定を行います。患者さんが自分で行うものではなく、医師が治療の方法を考えるために行うものであり、また、正確さには限界があるので、一つの目安として考えることが大切です。

徳橋スコアー

表 1. 転移性脊椎腫瘍に対する術前予後判定定数

| | 点　数 |
|---|---|
| 1. 全身状態 | |
| 不良（PS* 3, 4） | 0 |
| 中等度（PS2） | 1 |
| 良好（PS0, 1） | 2 |
| 2. 脊椎以外のほかの骨転移数 | |
| 3 ≧ | 0 |
| 1～2 | 1 |
| 0 | 2 |
| 3. 脊椎転移の数 | |
| 3 ≧ | 0 |
| 2 | 1 |
| 1 | 2 |
| 4. 原発巣の種類 | |
| 肺、食道、胃、膀胱、膵、骨肉腫 | 0 |
| 肝、胆嚢、不明 | 1 |
| その他 | 2 |
| 腎、子宮 | 3 |
| 直　腸 | 4 |
| 乳、前立腺、甲状腺 | 5 |
| 5. 主要臓器転移の有無 | |
| 切除不能 | 0 |
| 切除可能 | 1 |
| 転移なし | 2 |
| 6. 麻痺の状態 | |
| Frankel　A,B　（著者注：完全下半身まひ） | 0 |
| Frankel　C,D　（著者注：不完全下半身まひ） | 1 |
| Frankel　E　（著者注：下半身まひなし） | 2 |
| | 計 15 点 |

予想予後：総計　0～8 点 → 6 ヵ月＞、9～11 点 → 6 ヵ月≦、12～15 点 → 1 年≦

* PS：performance status（日常生活動作）は表 2 を参照。

**表 2.** 日常生活動作（Performance status：固形がん化学療法直接効果判定基準から）を用いた全身状態の評価

| グレード | 日常生活動作 | 全身状態（点） |
|---|---|---|
| 0 | 無症状で社会活動ができ、制限を受けることはない。 | 良好 2 |
| 1 | 軽度の症状があり、肉体労働は制限を受けるが、歩行・軽労働や坐業はできる。例えば軽い家事・事務など。 | |
| 2 | 歩行や身のまわりのことはできるが、ときに少し介助がいることもある。軽労働はできないが、日中の 50% 以上は起居している。 | →軽度障害 1 |
| 3 | 身のまわりのある程度のことはできるが、しばしば介助がいり、日中の 50% 以上は就床している。 | 重度障害 0 |
| 4 | 身のまわりのこともできず、常に介助がいり、終日就床を必要としている。 | |

この基準は全身状態の指標であり、局所症状で活動性が制限されている場合は、臨床的に判断する。

［小山義之，斉藤達雄，日癌治，**21**，931-942（1996）；徳橋泰明，橋本英樹，日本腰痛会誌，**8**，44-52（2002）］

**表 3.** 術前予後判定点数を用いた転移性脊椎腫瘍に対する治療戦略

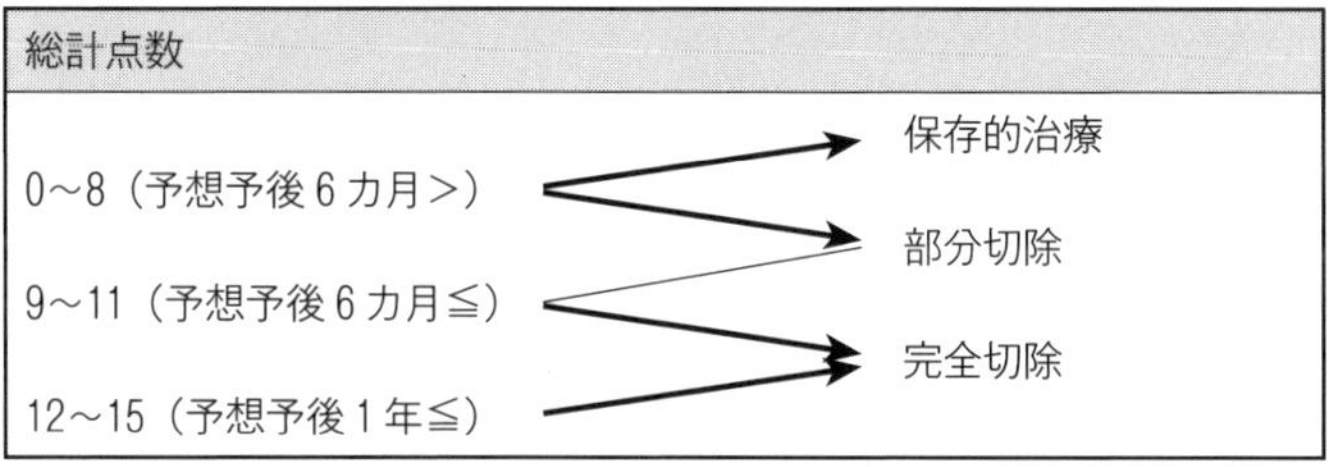


総計点数 0～8 点は保存療法あるいは姑息的緩和手術の適応、12～15 点は完全切除の適応とした。中間の 9～11 点は状況が許せば完全切除の適応とした。
［徳橋泰明，松崎浩巳，根本泰寛，脊椎脊髄，**12**，497-506（1999）；Tokuhashi Y, Matsuzaki H, Toriyama S, et al., Spine, **15**：1110-1113（1990）］

## 心因性腰痛

腰痛のある二六二人のうち九九人（三八％）の患者は心理的障害が認められたという報告や、うつ病、不安障害、薬物乱用などの精神医学的要素が慢性腰痛患者において高頻度に認められたという報告があります。さらに、ストレスや感情も腰痛の悪化に関与しており、また、小児期の心的外傷が難治性腰痛に関与しています。

実際、腰痛が長引くと患者さんの気持ちは暗い感じに変わってきます。心因性疼痛とは、医学的にみて身体的に原因が存在しないのに、慢性的に痛みを訴える一群と定義されていますが、腰痛という愁訴の発現、増悪に心理的要因が関与しているものと考えられています。とくに、慢性腰痛は、程度の差はあっても心理的要因の関与が発生してきます。

・検査しても何ら異常がない
・半年以上頑固な痛みが続く
・手足などにしびれや痛みがない

という場合は、心因性の可能性を考える必要があります。特徴として患者さんの言動や動作における痛みの誇張表現、姿勢や体位に依存しない非合理的な痛み、長い罹病期間と多施設医療

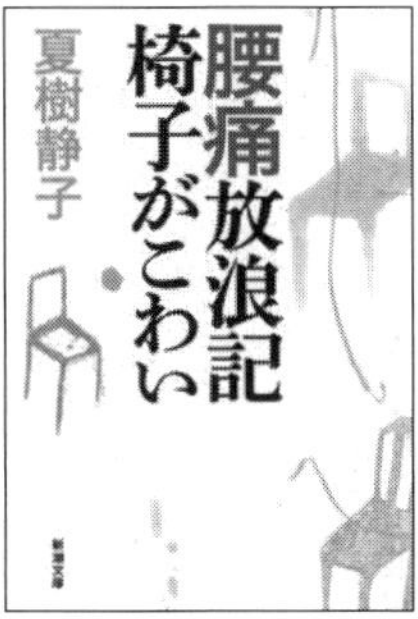


図6・10 『腰痛放浪記　椅子がこわい』
［夏樹静子著、新潮社］

機関の短期間での訪問（ドクターショッピングなど）、頻回の救急受診などの経歴がある場合には、心理的側面を含めた診察がとくに重要となります。

例として、推理小説作家の夏樹静子さんという方をご存知だと思いますが、夏木さんは、自身の腰痛の体験についての本を出されています。『腰痛放浪記　椅子が怖い』という本（図6・10）です。

この中で夏樹さんが書かれていますように、多忙な執筆活動をしながら、椅子に座れないほどの非常に強い腰痛に、長年にわたって苦しまれました。東洋医学から西洋医学まで、いろんな病院や治療院で治療を受けたのですが、一向によくならず、検査上も異常はないということでした。最終的には作家活動を休止して、カウンセリングを中心とした心療内科的な治療法で治ったということであります。これはまさしく心因性の腰痛で、心の中だけで痛みが起こるということが確かにあるという一つの例であると思います。

心因性疼痛の原因には二つあります。一つは「現実逃避型」、たとえば学校や会社に行きたくない、行く時間になるとお腹が痛くなるというもので、夏樹さんの例も推理小説作家「夏樹静子」という名前自体が知らず知らずのうちに重荷になっていたということで、現実逃避の一つではないかと思われます。二つめを「オペラント学習型」といい、周囲の注意を引いたり面倒を見てもらうために痛みを訴えることがあります。そのほか、親しい人の死から受けた悲しみによるもの、自分が犯した罪を償うための自己処罰反応、死への恐怖などがあるようです。

治療については、カウンセリングなどを通常の治療に加えることが大切で、心因性腰痛の治療には、器質的疾患（検査により病態が確認できる、生体組織の異状による病気）の治療のほかに、心理学的治療を同時に行うことが重要となります。

## 心因性腰痛の診断

実際に心因性の可能性を見極める目的で、ワデルの「非器質性サイン」があります。

1. 皮膚の圧痛：皮膚を軽くつまんだだけでも痛みを訴える。
2. 模擬テスト：腰部に負荷をかけているような診察行為をするが、実際には腰に負荷がかからない動作で痛みを訴えるかをみる。これには体軸負荷テスト（図a）と回旋テスト（図b）がある。
3. フリップテスト：仰臥位での下肢挙上テストを行い、痛みを避けようとしない図cでは非器質的サインが疑われる。
4. オーバーリアクション：前後屈・SLRT（坐骨神経痛の誘発テスト）などの診察行為中、不必要に多くの言葉を話したり、顔をしかめたり、筋肉を異常に緊張させたりする。

以上四つのサインのうち二つ以上が陽性ならば、心因性要素が強いと判定される。

非器質性サイン
[遠藤健司、*MB Med. Reha.*, **64**, 2006]

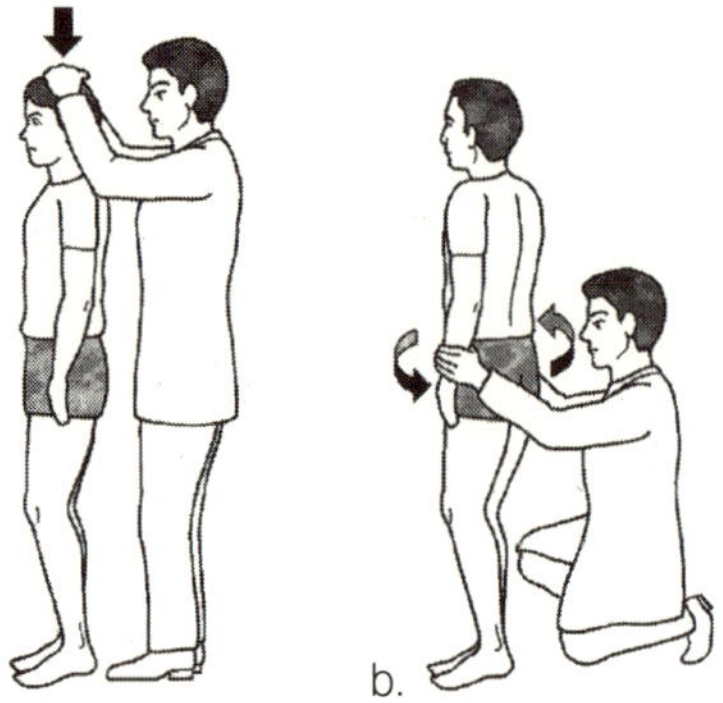
a.　b.

c. 下肢挙上テスト

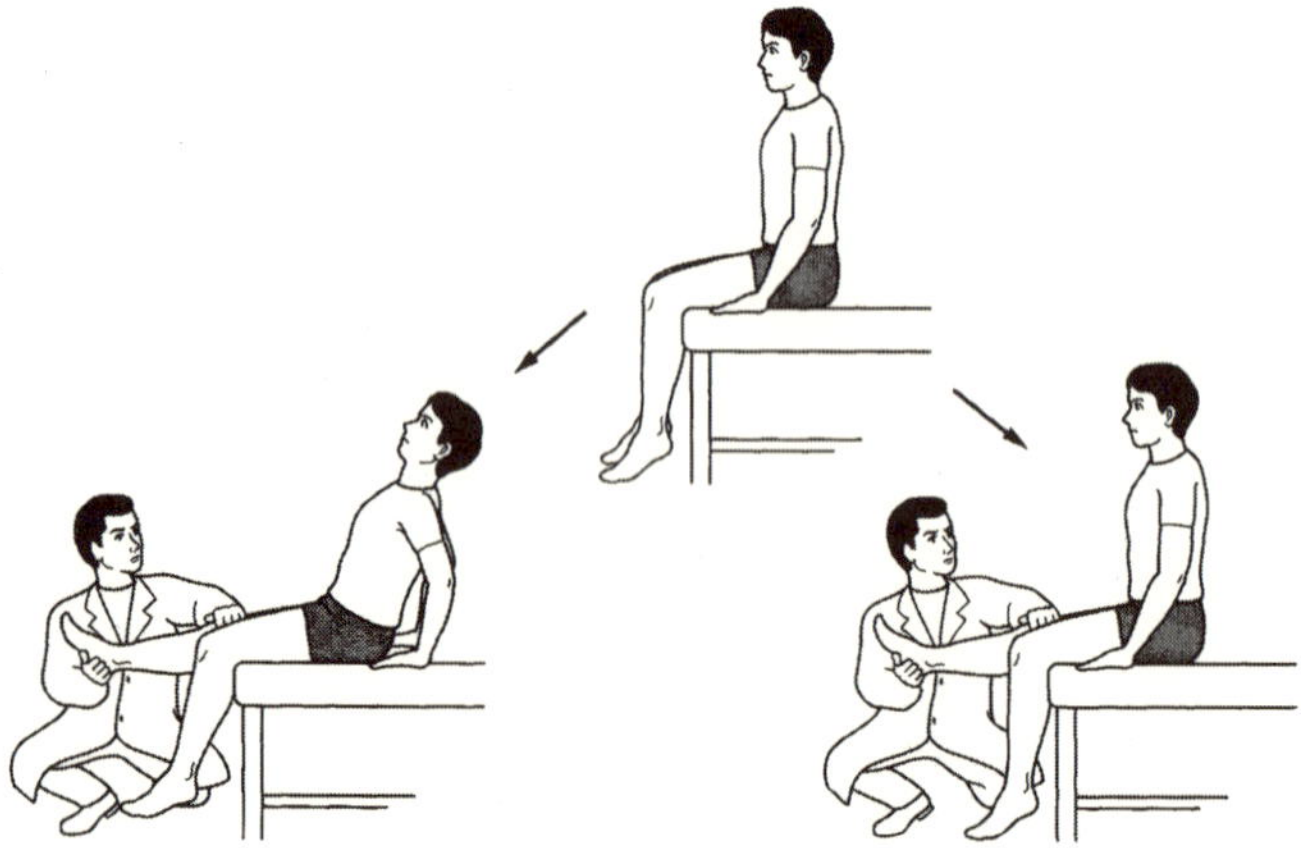

## 内臓からくる腰痛

夜間当直で、「ぎっくり腰で動けない」との問い合わせがあり、救急外来で診察すると腰部疾患でなく動脈瘤破裂であったといった経験があります。

腰痛の中には、脊椎以外の臓器からの放散痛（神経に沿った痛み）として生じるものがあるので、注意が必要です（表6・5）。腰椎の画像診断で変形などの加齢性変化が存在しても、必ずしもその部分が原因となっていないことがあるからです。ぎっくり腰などの運動器疾患由来の腰痛は安静時に出現することは比較的少なく、安静時に腰痛がある場合には注意が必要となります。

腎・尿路結石は男性に多く、年齢は二〇～五〇歳代に多くみられます。腎および上部尿管結石の痛みは、

表6・5　腰背部痛の原因

| | 原　因 | 痛　み |
|---|---|---|
| 内臓系 | 胃、十二指腸潰瘍・腫瘍、胆嚢炎、膵炎、胆嚢結石、後腹膜腫瘍 | 腹部痛、背部鈍痛 |
| 泌尿器系 | 腎腫瘍、遊走腎、腎盂腎炎、尿管結石 | 腰部鈍痛、不快感、疝痛 |
| 婦人科系 | 子宮筋腫<br>卵巣嚢腫<br>月経困難症<br>妊娠、産褥 | 下腹部不快感 |
| 血管系 | 腹部大動脈瘤 | 腰背部鈍痛 |
| 心因系 | うつ病、心身症 | 神経解剖学不一致 |

多くの場合安静時に突然の激痛として発症します。痛みの部位は腰背部を中心とし、わき腹に向かいます。腰をたたくと痛みを伴うことが特徴です。

消化器癌は中高年に多く、癌の既往がなく腰痛や下肢痛によって癌が発見されることもあるので注意が必要です。X線で異常がなくとも一カ月以上続く頑固な痛みの場合は、考えられる病気の一つと考えてMRIの撮影や血液検査を行うことが必要となります。

婦人科疾患は、生理や妊娠に伴う腰痛から子宮病変、卵巣病変と多岐にわたります。腰椎への直接圧迫がなくとも、頑固な疼痛が続くことがあります。痛みが生理の周期に関係しているか、不正出血があるかなどの問診が重要です。

また急性腰痛の中には、冒頭で述べたように腹部動脈瘤の破裂の場合もあり、注意が必要です。

■第7章

# 腰痛の治療1　保存・予防

腰痛の八〇～九〇％は、約六週間で自然によくなるというデータがあります。しかし何度も腰痛を繰り返す人や、慢性化する人も存在するのはなぜでしょうか？　四十歳代になると筋肉の量は低下しはじめるため、体の新陳代謝は低下します。そのため、同じ生活を続けていても体に脂肪がつきやすくなり、中年太りになってきます。さらに六十歳代では、運動をしないと一年に一％ずつ筋量は減少してきます。筋量、骨量の減少は、体を支える力を弱くさせるため、さまざまな腰痛が発生しやすくなるといえます。

一般には単純な急性腰痛の場合、できるだけ腰を動かさないように安静を保ち、入浴やマッサージなどは痛みが治まるまでは避けるようにします。痛みが治まったら、徐々に体を動かし、筋肉や靱帯をほぐすことが重要であるといわれていますが、三日以上の安静は、筋肉や靱帯などが固くなるのでよくないという意見もあります。不必要な安静は腰痛を悪化させてしまうのです。また、慢性腰痛に対してはさまざまな方法がとられていて、東洋医学による治療から外科手術までいろいろです。それぞれの治療の特徴について考えてみましょう。

## 鍼灸

東洋医学は二〇〇〇年以上の長い歴史を有する伝統医療で、日本には仏教伝来のころとほぼ同時期に中国から朝鮮半島を経て伝えられたといわれています。その後江戸時代から明治初期にかけて発展していきました。明治時代以降、ドイツ医学（西洋医学）が医療の中心となりましたが、視覚障害者の職業自立に鍼灸が必要であるという関係者の要請により、文部省は盲学校に鍼灸の職業教育制度を導入し、鍼灸は継続されました。一九七〇年に中国で行われた鍼麻酔の報道を契機に、世界的に鍼灸が注目されたことを受け、日本でも鍼の基礎・臨床研究がより一層進められるようになりました。

### 治療方法

おもに治療で用いられている鍼は、毫鍼《ごうしん》（円柱線状の生体刺入鍼）と呼ばれるもので、鍼体の長さは一〇～一五〇ミリ、直径は〇・一ミリから〇・〇二ミリずつ太くなり、〇・五ミリまでの太さがあります（図7・1）。近年、感染防止の面からステンレス製のディスポーザブル（使い捨て）鍼が普及し、衛生上安全性が高くなりました。毫鍼にクリップの電極を取りつけ、低周波の電気を流す方法（低周波鍼通電療法）も行われています。この方法は電気針と呼ばれています。

灸で用いられる艾《もぐさ》は蓬の葉からつくられます（図7・1）。艾の繊維様の物質は、蓬の葉の裏にある柔毛で、毛茸《もうじ》と呼ばれる白い毛と、腺毛と呼ばれる、揮発性の精油を含む毛からできています。灸は日本では一般的に慢性的な疾患・症状に対して用いられる傾向があります。今後、慢性症状の緩和や高齢者のケア、あるいはセルフケアの手段として臨床応用を検討する価値があると考えられています。

現在、日本における鍼灸は、中医学を代表とする伝統医学的な鍼灸治療派と、現代医学的な鍼灸治療派の二つに分類され、同じ腰痛であっても、それぞれで鍼を「どこへ、どのように」刺すかが異なります。実際の鍼灸臨床の現場では、この治療に対する基本的な考えかたはさらに細分化されているのが現状です。

世界保健機関（WHO）は一九八〇年に鍼の適応疾患として、腰痛を含めた四十九の疾患を挙げています。ただしこの適応疾患リストは「臨床経験に基づいたものであり、必ずしも対照群を置いた臨床研究に基づくものではない。さらに、特定の疾患を含めたのは、鍼の有効性の範囲を示すことを意図しているのではない」という注釈がついており、適用には注意が必要です。

日本では、鍼灸を受療する腰痛の患者さんの割合は高いといえますが、病院では腰痛治療の選択肢に鍼灸が挙げられていないのが現状です。現在の時点では、整形外科を中心とする西洋医学で鍼灸を学ぶ機会はほとんどなく、また、病院では鍼灸は保険適応になっていないからと思われます。学会においても、日本における鍼の論文の多くは一例の報告や症例を集めた研究が中心であり、科学的価値の高い研究が少ないからです。しかし、一九九九年以降の規制緩和により、日本の大学に鍼灸学部や鍼灸学科を設置する大学が増えていることから、今後の研究が期待されています。

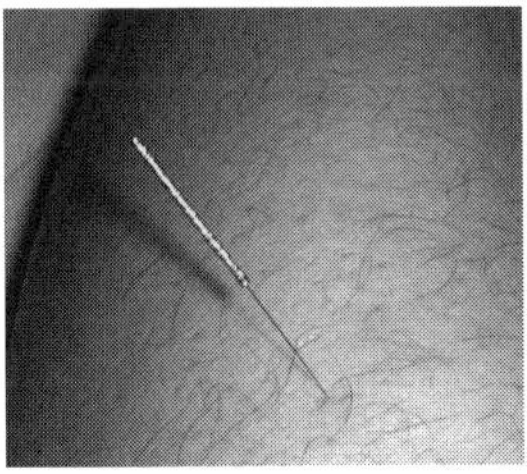

鍼

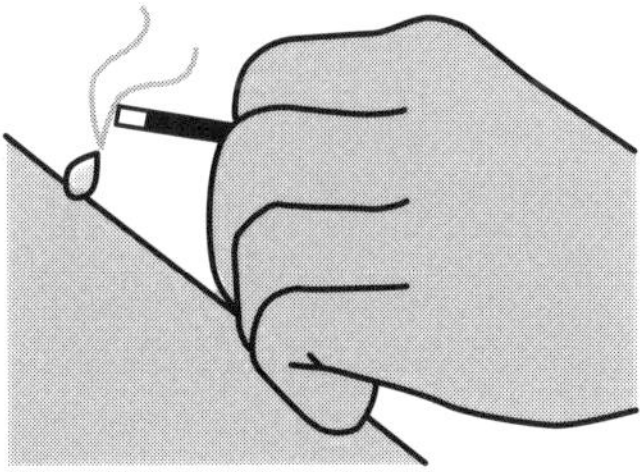

灸

**図7・1　鍼灸を使う**
鍼灸をすることで血行がよくなり、痛みが緩和されます。

## マッサージ

マッサージの歴史は、ギリシャの医聖ヒポクラテスが「医師たるものは医術についてのあらゆる学理とともにマッサージを習得しなければならない」と説いた、といわれるほど古いようです。マッサージは民間療法として存在していましたが、十六世紀にフランスのアンプロアス・バレーが術式と効用を提唱し、ヨーロッパ諸国を中心に発展しました。マッサージが日本に紹介されたのは明治二十年のことで、輸入されたマッサージに日本古来のあん摩術の長所を取り入れた日本独特のマッサージ手法が開発され、広く医療界に普及しました。

### 方法

マッサージの基本手技は、①軽擦《けいさつ》法（指圧師の手を患者の皮膚に当て、なで、さする方法）、②揉捏《じゅうねつ》法（筋肉を指圧師の手で握り、圧を加えて輪状・楕円状に揉み進める方法）、③強擦《きょうさつ》法（軽擦法と揉捏法との混合手技で、関節部や中手骨間や中足骨間などの骨間部に用いる方法）、④叩打法（指圧師の手で施術部を軽く一定リズムで叩く方法）、⑤振せん法（指圧師の手で施術部を細かく震わせる方法）、⑥圧迫法（指圧師の手で施術部を圧迫する方法）の六種類があります。これを患者さんの状態や部位によって使いわけながら、指圧師の指や手のひら、手首などを使って治療を行います。

ヨーロッパでは、急性腰痛や慢性腰痛に対してマッサージが長年にわたって通常の治療の一つとして行われています。マッサージが体に与える効果としては、血行の改善やエンドルフィン（脳内モルヒネ）の出現などが報告されています。

## 理学療法

腰痛症に対する治療法のなかでもっとも多く利用されているのは運動療法ですが、そのほか、マニピュレーション（体をねじってグキッと治すもの）、温熱、牽引などの治療法も従来から広く行われています。それらの特徴について話したいと思います。

### 脊椎マニピュレーション

マニピュレーションは、徒手《としゅ》療法（薬や機械を使わない、手による治療）に含まれる治療手技の一つです。マニピュレーションの効果として、疼痛の抑制や筋緊張の軽減、関節可動域の改善などが挙げられており、腰痛症に対しても広く利用されてきました。腰痛症患者において、運動による改善があまりみられない場合、急に腰椎の関節が亜脱臼して動けなくなった場合、腰がこわばって動かしにくい場合などにはマニピュレーションが有効で、多くの治療効果が報告されています。

過去の報告では、マニピュレーションが急性腰痛に有効というものが多い一方、慢性腰痛には効果が十分にはみられないというものが多かったのですが、最近は他の治療法より効果があったという報告もあり、見解が変化してきています。

一般には腰痛症に対する脊椎マニピュレーションに関する考えかたは非常に多様で、今なお議論が絶えない分野です。その理由には、その手技が統一されていないことや、治療者の技術的レベルの違いなどが挙げられます。X線やMRIを使わず、数年の臨床経験だけで腰痛を診断してマニピュレーションを長期にわたって行うのは、危険を伴うともいえます。整形外科の医師による診断がしっかりついた腰痛に対してのみ、行うのが望ましいでしょう。

## 温熱療法（温熱・寒冷療法）

寒冷療法も含めた温熱療法は、日本では使用頻度の高い物理療法で、古くから利用されている治療法の一つです。腰痛治療においても、炎症を伴う急性腰痛にはアイスパックやコールドパックなどによる寒冷療法、慢性腰痛にはホットパック、超音波、極超短波などを用いた温熱療法が利用されてきています。

腰痛症に対する温熱療法の有効性についての十分な根拠はまだないのですが、急性腰痛に対してホットパックなどの表在温熱療法が有効であったという報告などもあります。

## 牽引療法

牽引療法は、脊椎を上下に引っ張り、腰椎の圧迫が原因になっている症状を軽減させるという治療法です。脊椎牽引の効果には、椎間関節を拡げること、椎間板内の圧を下げること、筋緊張低下、関節の運動などが挙げられ、痛みの軽減などが期待できます。腰椎の機械的牽引には間欠的牽引が選択されることが多く、強弱の繰り返しによりリラクセーションを促します。牽引力は体重の四分の一程度の力から開始し、痛みが強くならないことを確認しながら、最終的に体重の二分の一程度の力まで作用させます。腰椎への牽引療法が有効な疾病には、腰椎椎間板ヘルニア、腰椎椎間板症、変形性腰椎症などがあり、従来から広く利用されてきました。

しかし、腰椎牽引療法の有効性は現在のところ確かではありません。英国の急性腰痛治療のガイドラインでは「急性腰痛に牽引療法は効果がない」と紹介されています。一五〇人ほどを対象とした大規模な調査で、牽引した患者さんとなにもしなかった患者さんとの間で効果に差がなく、慢性腰痛に対しても有効性が認められなかったという報告もあります。腰に気持ちよいことと慢性の腰痛が治ることは別なのかもしれません。牽引療法を受ける際には、効果のほどはいまだ実証されていないことを十分念頭においておきましょう。

## 運動療法

腰痛症の治療では九割以上の患者さんに保存療法が行われています。その中心として運動療法が従来から幅広く行われてきました。

・運動療法とは?

三カ月を超えて続く腰痛を慢性腰痛と呼びます。慢性腰痛の治療の中心は、漫然と痛み止めを飲むだけでなく、腰の周囲の関節に柔軟性をもたせ、さらに筋肉を強化するための運動療法が中心となります。よく、「歩くことがよいのですか?」という質問を受けますが、歩くだけではだめです。確かに歩くことは心臓、肺、そして精神的にもとてもよいことだと思いますが、健康な人にとっては、腰椎周囲の筋肉を鍛える効果はありません。また、よくない姿勢で歩いていると、かえって腰痛を悪化させてしまうことになってしまいます。腰痛には、有酸素運動によってストレッチと筋力強化をしっかりと行うことが重要です。

日本の現代社会では大変忙しい思いをして過ごしている人が多いと思いますが、健康で痛み

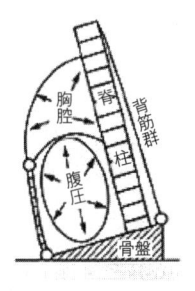

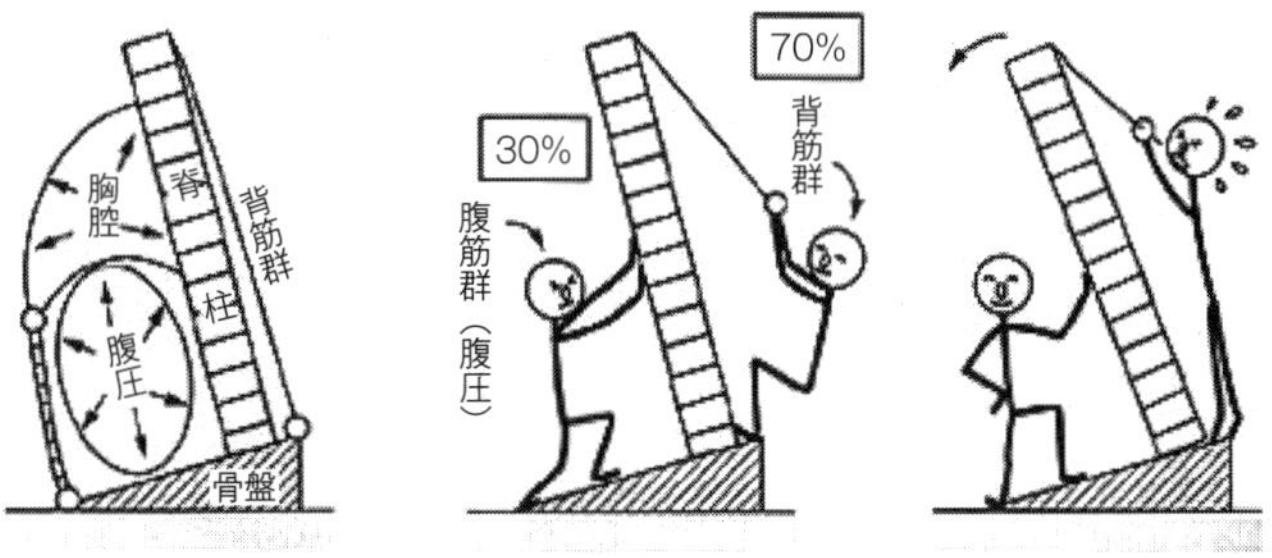


a. 体幹模式図（腹圧は胸腔内圧とともに脊柱を伸ばすはたらきがある）　b. 正常の脊柱支持力の比は腹圧 30%、背筋 70%　c. 腹筋力が弱いと背筋に負担がかかる

**図7・2　脊椎のバランス**

のない体があってこそです。可能ならば毎日一回、忙しい人でも週に二、三回はしっかりとストレッチと腰周囲の筋肉を鍛えることが、元気に一年を過ごすための基礎となると思います。

・腰痛体操——腰痛予防としての筋肉増強訓練

運動嫌いの人は、腹筋訓練と聞くだけで、ぞっとする人もおられると思います。最初は面倒ですが、少しずつ続けていくと意外とできるようになります。腰痛予防の訓練は、各関節の柔軟運動と腹筋背筋の筋力トレーニング、持久力で構成されています。もともと人の脊椎は、約三〇度傾いた骨盤の上に斜めに立っていて、腹筋三〇％、背筋七〇％の力で支えられ、筋力によって腹圧が高められて背骨を支えています（図7・2）。

腰痛に対する運動訓練の目的は、ストレッチとリラ

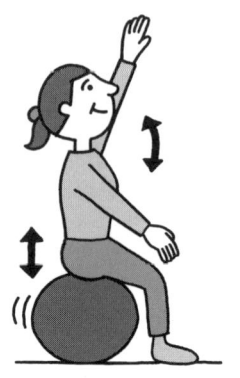

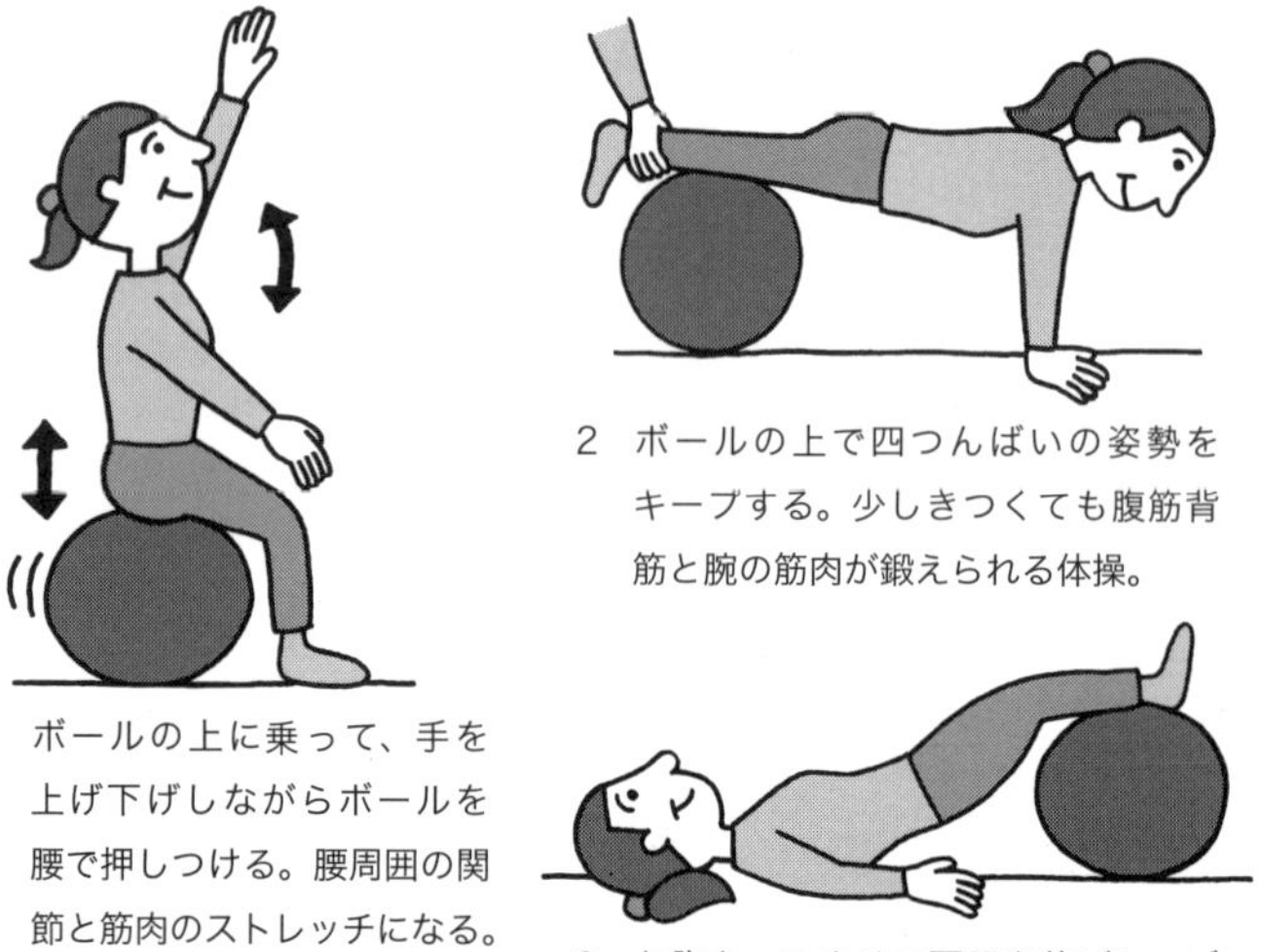

1　ボールの上に乗って、手を上げ下げしながらボールを腰で押しつける。腰周囲の関節と筋肉のストレッチになる。

2　ボールの上で四つんばいの姿勢をキープする。少しきつくても腹筋背筋と腕の筋肉が鍛えられる体操。

3　お腹をへこませて両足を伸ばし、ブリッジの体勢になる。

図7・3　バランスボールを使用した腰痛体操（著者にはこれが効きます）

クゼーションによってゆがんだ筋肉の緊張を弱めること、筋力強化によって腰椎と骨盤を安定させること、また、腰椎の不安定さによって刺激される腰椎周辺の神経の症状を軽減することにあります。

腰痛体操の基本は、「姿勢や運動の円滑さを増し、緊張した筋は伸張され、弱い筋は強化される」という理論による運動です。

図7・3のようにバランスボールを使った腰痛体操もありますし、図7・4のように、AAOS（アメリカ整形外科学会）

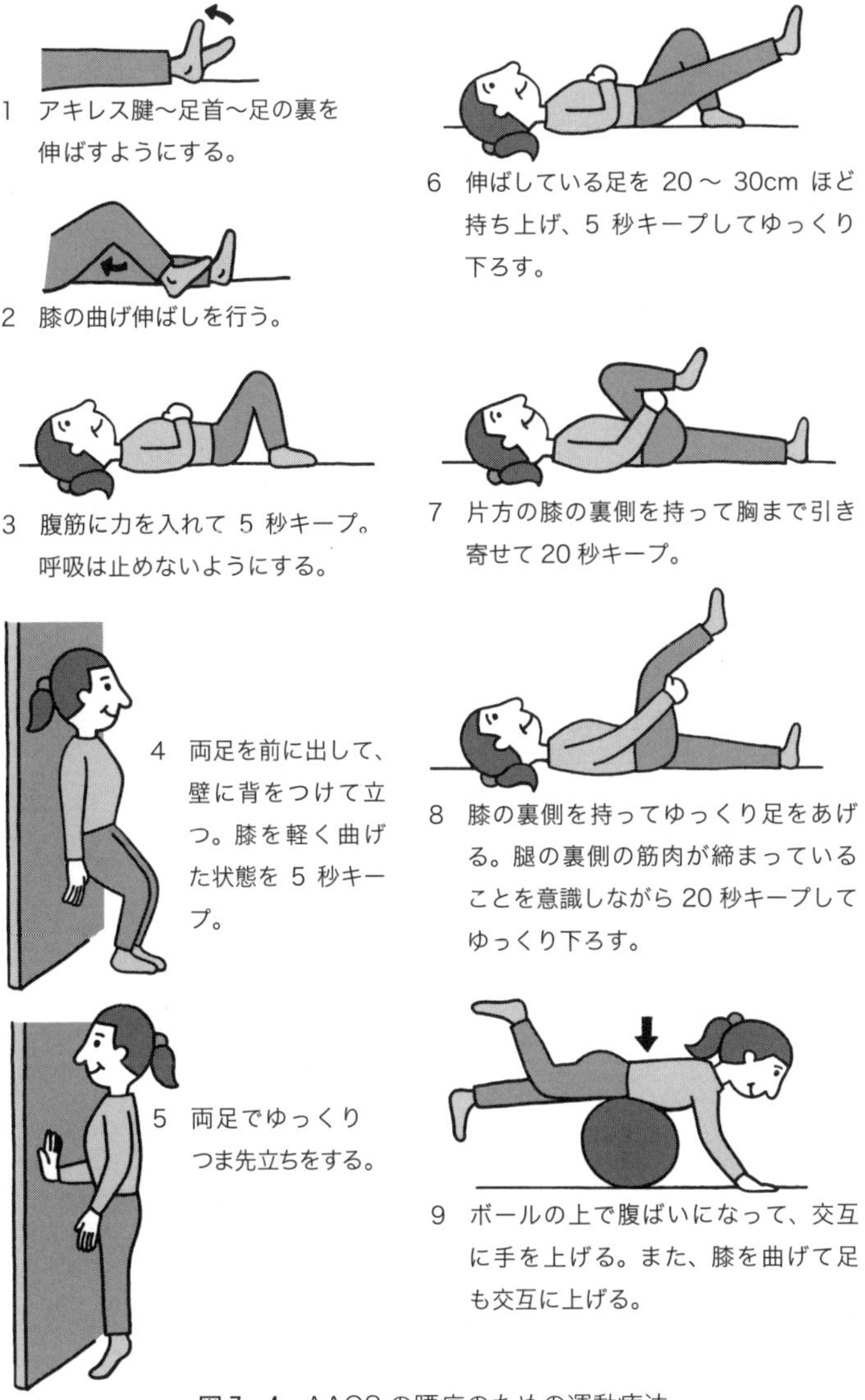

1　アキレス腱〜足首〜足の裏を伸ばすようにする。
2　膝の曲げ伸ばしを行う。
3　腹筋に力を入れて 5 秒キープ。呼吸は止めないようにする。
4　両足を前に出して、壁に背をつけて立つ。膝を軽く曲げた状態を 5 秒キープ。
5　両足でゆっくりつま先立ちをする。
6　伸ばしている足を 20 〜 30cm ほど持ち上げ、5 秒キープしてゆっくり下ろす。
7　片方の膝の裏側を持って胸まで引き寄せて 20 秒キープ。
8　膝の裏側を持ってゆっくり足をあげる。腿の裏側の筋肉が締まっていることを意識しながら 20 秒キープしてゆっくり下ろす。
9　ボールの上で腹ばいになって、交互に手を上げる。また、膝を曲げて足も交互に上げる。

図 7・4　AAOS の腰痛のための運動療法

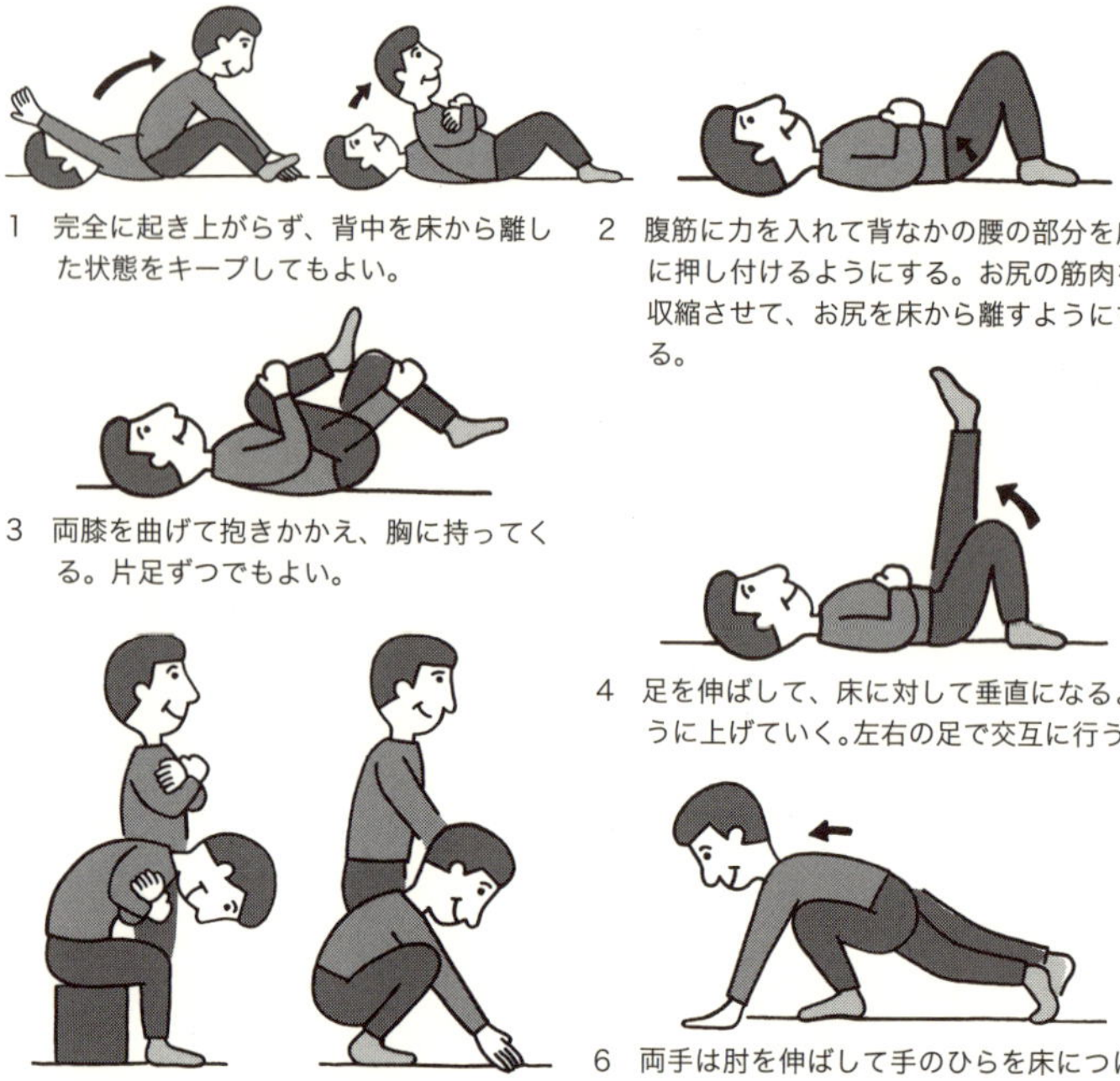

1　完全に起き上がらず、背中を床から離した状態をキープしてもよい。

2　腹筋に力を入れて背なかの腰の部分を床に押し付けるようにする。お尻の筋肉を収縮させて、お尻を床から離すようにする。

3　両膝を曲げて抱きかかえ、胸に持ってくる。片足ずつでもよい。

4　足を伸ばして、床に対して垂直になるように上げていく。左右の足で交互に行う。

5　腰の筋肉を使いながら体を前に倒す。かかとは床から離れないように。

6　両手は肘を伸ばして手のひらを床につける。後ろの足を伸びた状態のまま、体重を前側にかける。

図7・5　ウイリアムス体操

では腰部の筋力強化・早期社会復帰に向けての運動療法として、一〇～三〇分の運動を一日一～三回行うように勧めています。慢性腰痛に対して、筋力を強化する訓練を主とした運動療法は有効といえるでしょう。

・ウイリアムス体操

一九三七年にウイリアムスによって提唱された、腰椎の前弯が強まっているのを修正する運動です（図7・5）。ウイリアムスは、ほとんどの腰痛の症例において腰椎の前

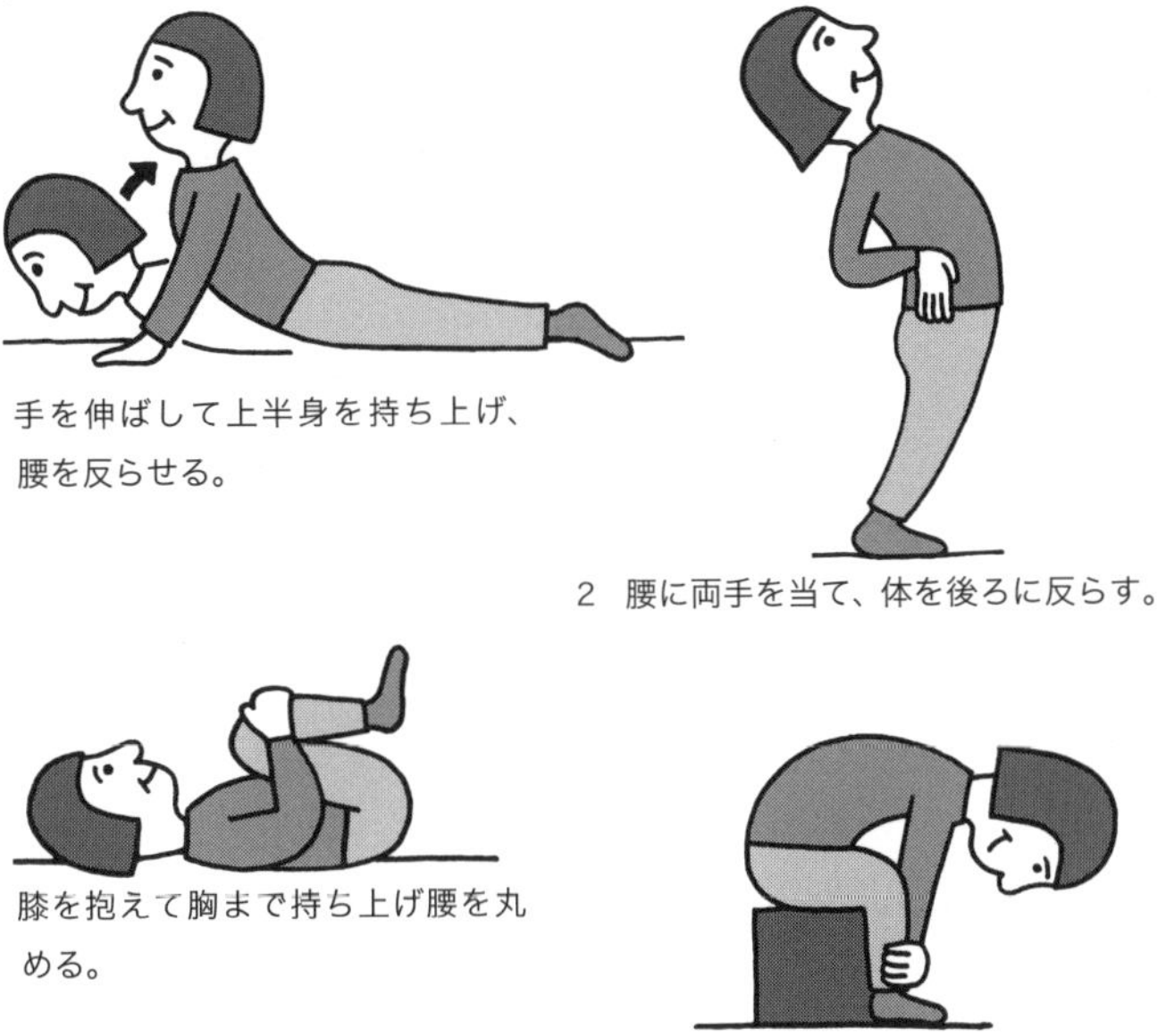

1　手を伸ばして上半身を持ち上げ、腰を反らせる。

2　腰に両手を当て、体を後ろに反らす。

3　膝を抱えて胸まで持ち上げ腰を丸める。

4　足首を持つようにして上半身を前に倒し、腰を丸める。

図7・6　マッケンジー体操

弯の増強がみられると報告し、「腰椎前弯の減少」を目的とした治療体操を考案しました。椎間関節が原因の腰痛のように、体を反らすことで痛みが出る腰痛の場合に有効であると思います。

・マッケンジー体操

おもに、腰椎を屈曲させる運動（前屈）で構成されるウイリアムス体操に対して、マッケンジー体操は、腰椎を伸展させる運動（後屈）を中心とした腰痛体操です（図7・6）。マッケンジー体操では、患者さん自身が、医師や理学療法士による適切な評価と運動指導を受けながら適切な方向への運動を行い、痛みの範囲を縮小させます。マッケンジー体操がウイリアムス体操よりも疼痛の減少や機能回復において有効であったという報告もあり、マッケンジー体操は世界中で取り入れられるようになっています。

### 運動によって椎間板の老化が防止できる？

適度な運動は、椎間板への血液の循環をよくして老化を防止する効果があるそうです。アフリカで、狩猟生活を行っている部族に腰痛の発生について調査したところ、一日数十キロ、走ったり歩いたりして狩りをしているにもかかわらず、けが以外で腰痛を訴える人々は少ないといいます。椎間板はもともと血流の悪いところですが、運動によって椎間板が伸び縮みすることで、血液の循環がよくなるためだと考えられています。

### 腰痛の予防に運動は有効か？

現在、残念ながら腰痛の予防に有効であると科学的に立証されている方法はありません。唯一可能性があると思われるのは運動療法で、私も患者さんに広く推薦しています。しかし、エクササイズによって腰痛の再発率が低くなるという報告もありますが、運動療法の長期的な効果や初発の腰痛の予防効果についての研究はほとんどないのです。

腰痛の発生には物理的負荷、遺伝的要因、生活習慣、心理・社会的要因などさまざまな要因が関与するといわれていて、腰痛予防の科学的根拠を確立することは困難な面が多いです。しかし腰痛による仕事への悪影響があることや、医療費高騰が社会的問題になっていることからも、今後、腰痛予防策を考案していくことが望まれます。

## コルセットによる治療

コルセットは、簡単に行うことができ、危険性が少ないので広く使用されています（図7・7）。

コルセット治療の目的は、脊柱の固定、マッサージ効果、温熱効果、疼痛緩和効果ですが、確定的な役割は不明です。臨床では、急性腰痛症や慢性腰痛症における腰痛軽減、腰椎手術後の不安定性の防止、労作業現場における腰痛発生の予防のために使用されることが多いです。

腰椎コルセットでは、大きな動きをある程度制御することは可能ですが、腰椎どうしの分節運動をゼロにすることはできないと考えられています。一方、コルセット装着によって腰背筋や腹筋の活動量が低下することが考えられ、六カ月程度の装着では腰背筋の弱化は生じないと

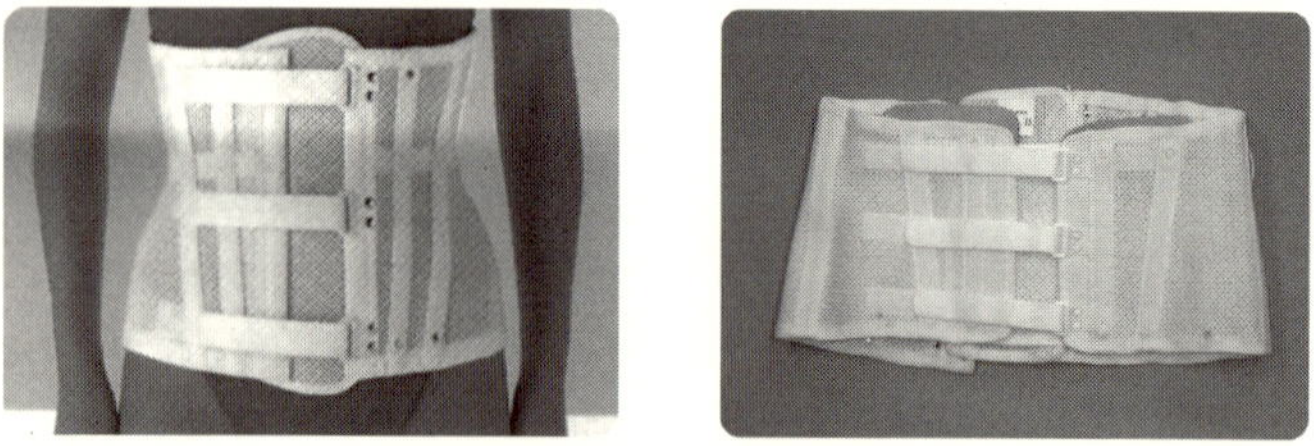

図7・7　腰椎軟性コルセット
（ダーメンコルセット）

もいわれていますが、長期的な使用により体の脆弱化や心理的依存を招く可能性があるとも考えられています。コルセット治療は、腰痛の急性期のみに使用することが合理的なようです。

# ■第8章

# 腰痛の治療2 内服

## 薬物療法

腰痛に使われる薬は消炎鎮痛薬（NSAIDs）、いわゆる「痛み止め」のほかにたくさん種類があり、その症状や腰痛の起こる原因に適当なものが選ばれます。

・ぎっくり腰のように急に起こる腰痛
・長時間歩いたり、ずっと同じ体勢をとっていると痛くなる腰痛
・しびれを伴う腰痛

などなど、ひとことに腰痛といっても、症状は人によってさまざまで原因も異なります。

いずれの腰痛も炎症を伴っていることが多く、炎症をおさえる消炎鎮痛薬が広く使われているので、まずはそこからお話しします。

### ① 消炎鎮痛薬

みなさんは腰が痛くなったとき、どう対処していますか？

「痛いから一日に三回は痛み止めを飲んでいます」
「薬は胃に悪いから…湿布でごまかしています」

「出かける前には心配だから坐薬を使います」

という声をよく耳にします。

湿布薬、塗り薬、飲み薬、坐薬などいずれかは使った経験があるかと思います。これらは形や使い勝手が違うだけで、どれもたいていは痛みや炎症を抑える薬が含まれています。馴染みやすい名前でいえばバファリンのような薬が多くの湿布や塗り薬にも含まれていて、肌から吸収されて消炎鎮痛効果を発揮します。

・飲み薬

消炎鎮痛薬には痛みや炎症を抑え、熱を下げる作用があります。腰が痛い、と病院に行って出される薬ではナンバーワンでしょう。急に痛くなったときにはとくによく効きます。しかし、ずっと飲み続けていて安全な薬でもありません。薬ですから、どうしても胃や肝臓、腎臓などに負担がかかってしまいます。痛みや炎症があるときに飲むものであって、心配だから飲んでおくというのはお勧めできません。ある程度落ち着いたら、痛いときだけ飲む、「頓用」という飲みかたで使うべきでしょう。

痛み止めは胃を荒らす、というのは聞いたことのある人も多いと思います。個人差もありますがこの副作用は確かによくみられます。食後の内服が基本ですが、食事がとれないときは牛乳で飲むと胃への負担は小さくなります。また、最近では副作用の少ない痛み止めも数多くありますので、診察時に先生に相談して、自分の体と症状に適当な痛み止めを選んでもらいましょう。

長期にわたって一日三回痛み止めを飲んでいてもなんともない、胃が丈夫だから大丈夫！という患者さんもいます。しかし痛み止めの副作用による胃潰瘍には痛みを伴わない無症状な場合もありますので、病院で定期的に検査したり、自宅でも便の色調くらいはチェックしておきましょう（消化管内が出血していると黒っぽくなります）。

・湿布薬

前述したとおり、湿布薬の大半には消炎鎮痛効果のある薬が染み込ませてあります。飲み薬と湿布薬は、薬が腸から体に入るか、皮膚から入るかの違いです。薬が浸透して血管の中に入ると体中を巡ります。そのためアスピリン喘息の患者さん、消炎鎮痛薬に過敏症のある患者さんは、湿布といえど使うことはできません。塗り薬も同様です。

ただ、湿布薬中の薬は、多くは皮膚の下に留まっており、飲み薬ほど血管の中に入っていきません。それでも湿布薬だからといってやたらにベタベタ貼りすぎるのはよくありません。体中が痛くて一日十枚貼っている患者さんが胃腸障害を起こしてしまった例もありますので、注意してください。

湿布には冷湿布と温湿布があります。どちらを使ったらいいか、迷ったことはありませんか？

基本的には、どちらでもかまいません。冷湿布であればひんやりさせるメントール成分、温湿布であればポカポカさせる唐辛子成分（カプサイシン）が染み込ませてあります。どちらを使っても筋肉の温度にそれほどの変化はきたさないといわれています。冷たく感じたほうが気持ちよければ冷湿布を、温めたほうが楽になるのなら温湿布を使えばいいのです。「心地よい」という感覚が、脳に伝わって痛みを和らげてくれます。

しかし、皮膚の温度には若干の変化は出るようです。そのためぎっくり腰のように急激に炎症が起こったときには、皮膚だけとはいえ温度を上げる可能性のある温湿布は避けたほうがよいでしょう。一方で、血行不良により慢性的に疼痛が生じている場合には、唐辛子成分の温めて血流を増やすという作用を期待して、温湿布を使ってみるのもいいかもしれません。

## ② 筋肉に対する薬

上に述べた痛み止めも、みんながみんな効くわけではありません。腰痛の症状や原因によっては効きが悪い場合もあります。

たとえば、肩こりも同じですが、腰に負担がかかると筋肉に疲労物質がたまって固くなり、重い、だるい、こるといった鈍い痛みが生じてきます。そんなときに使われるのが筋肉の緊張をほぐす薬である筋弛緩薬や、エネルギーをつくって疲労回復を助けるビタミン$B_1$製剤です。

筋弛緩薬は内服後に眠気、ふらつき、脱力感が現れることがあるので注意してください。また、なかには血圧を下げる作用をもつ薬があるので、とくに飲みはじめや、元々血圧を下げる薬を飲んでいる人は急激な血圧低下に注意が必要です。

ビタミン$B_1$製剤は「アリナミン」がこれにあたります。聞き覚えのある人も多いのではないでしょうか。アリナミンは処方箋なしに薬局で買うこともできますし、ビタミン$B_1$は豚肉やレバー、豆類、玄米などの食品に多く含まれています。

また、筋肉の緊張をほぐすという目的で抗不安薬、いわゆる安定剤が使われることもあります。安定剤には筋肉を緩める作用、痛みを感じる神経を鈍感にする作用があるためです。

似たようなところで抗うつ薬が慢性的な腰痛に使われることもあります。痛いところをなでたりすると痛みが和らぐことがありますね。そのとき、痛みを抑える神経がはたらいています。抗うつ薬はこの神経のはたらきを高めるため、慢性的な腰痛に効果が得られることがあります。

抗不安薬も抗うつ薬もどちらも内服後に眠気、ぼーっとする感じが起こることがあるので充分注意してください。

### ③ 神経に対する薬

骨や軟骨が変形したり、筋肉に疲労物質がたまって硬くなると、筋肉のこりだけでなく末梢神経を圧迫したり傷つけることがあります。そうするとジーンとする痛みやしびれといった症状が起こってきます。これを改善するために傷ついた神経を修復するビタミン剤、メコバラミンが用いられることがあります。メコバラミンは乳製品やレバー、肉、魚介類などに含まれるビタミン$B_{12}$のうち、末梢神経への効果を高めた薬です。腰痛だけでなく、手足のしびれ症状にはよくこの薬が処方されます。また、こちらも処方箋なしで薬局で買うことができます。このお薬の大きな副作用はほぼないと考えてよいでしょう。水溶性のビタミン剤なので、もし飲みすぎたとしても排泄されて体にたまることはありません。

### ④ 血流をよくする薬

神経が圧迫されるのと同様に、変形した骨や軟骨、こわばった筋肉が血管を圧迫すると血のめぐりが悪くなり、冷え、痛みやしびれ、こりといった症状が生じます。そのような症状には血管を広げ、血液をサラサラにするお薬がよく用いられます。プロスタグランジンという体内にある物質です。

もともと脳梗塞などで血液をサラサラにする薬を飲んでいる人は、サラサラ効果が増強され出血のリスクが高まることが予想されますので、けがには注意しましょう。また、子宮を収縮させる作用も多少あるので妊娠中の人は決して飲んではいけません。その他の副作用としては、血流をよくするので、顔のほてり、動悸、かゆみ、頭痛が起こることがありますが、それほど重い副作用はありません。

### ⑤ 骨粗鬆症の薬

骨粗鬆症になると、腰が曲がったり、骨を動かしたときに痛みが出たりして、日常生活もままならなくなることがあります。背骨が骨折してつぶれている場合は寝ているだけでも痛いこともあります。

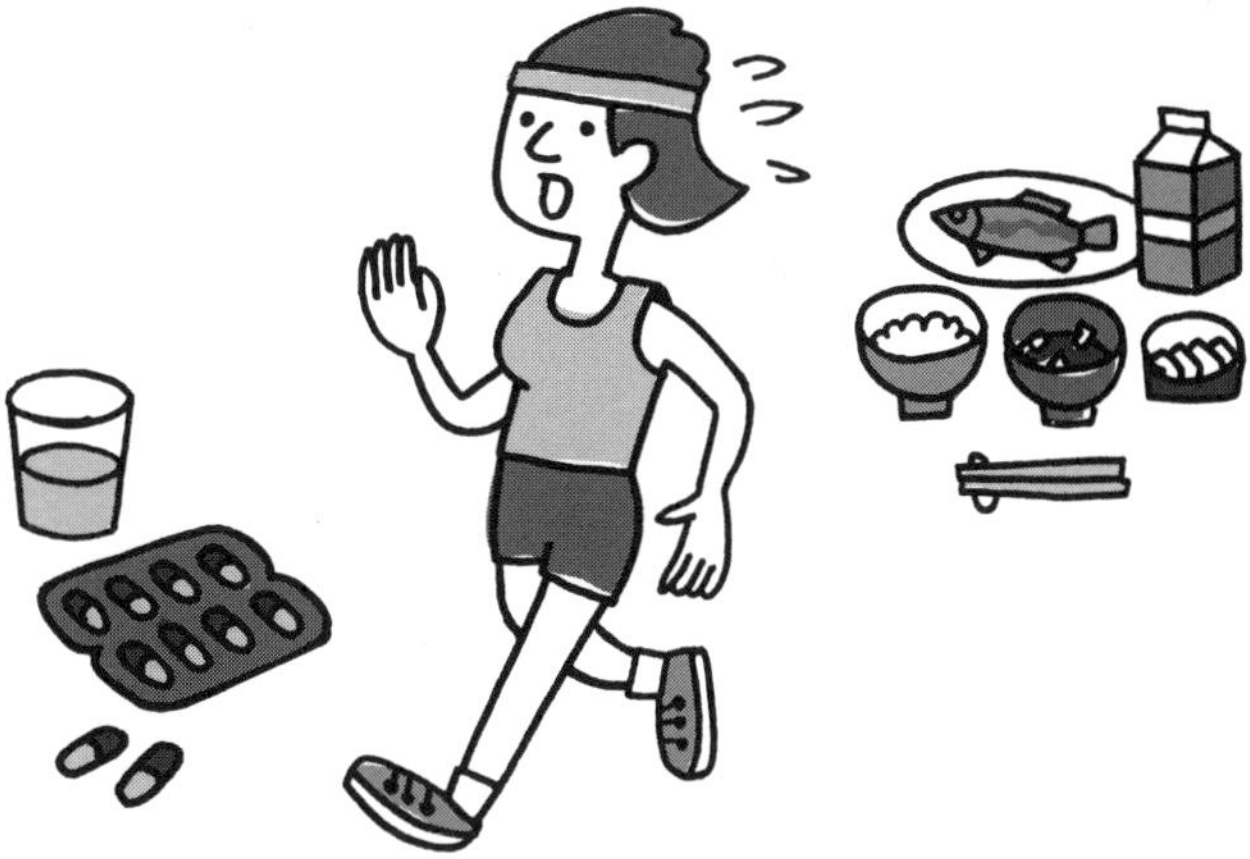

骨粗鬆症の治療の目的は、「骨折を予防し、QOL（Quality Of Life：生活の質）を保持・改善する」ことです。

骨粗鬆症の治療は、食事療法・運動療法・薬物療法で成り立っています。

食事・運動・生活環境に気をつけることで、骨量の減少をくいとめ、骨折を避けることができます。毎日コツコツ積み重ねて、骨粗鬆症を予防しましょう。

それでも薬が必要になった場合、骨粗鬆症の治療薬としては現在いろいろなものがあります。カルシウムを体内に吸収する効率を高めるものや、骨のつくられるバランスを整えるもの、また骨が壊れるのを防ぐ作用をもつものなどがあり、どの薬を使うかは骨粗鬆症のタイプによって異なります。

・高齢者に多いタイプ

加齢とともに骨をつくる能力が低下するため、骨がつくられるのを助ける薬、骨の代謝をアップする薬が使われます。具体的にはカルシウム剤、活性型ビタミンD製剤、ビタミンK製剤があります。

・閉経後に骨粗鬆症になるタイプ

ホルモンバランスが変わることによって、骨を壊す細胞（破骨細胞）のはたらきが過剰になるため、破骨細胞のはたらきを抑える薬が使われます。具体的には、以下に示すビスホスホネート製剤、エストロゲン製剤、SERM（選択的エストロゲン受容体修飾薬）、カルシトニン製剤といわれるものです。補助的にカルシウム剤、活性型ビタミンD製剤も使われます。

ビスホスホネート製剤

今のところ効果が高いといわれ、広く使われているお薬です。飲むと骨にくっついて骨を壊す細胞のはたらきを抑える作用があります。

『朝起きてすぐコップ一杯の水で飲んで、飲んだら三〇分、横になってはいけない。食べたり飲んだりしてはいけない』

という、慣れないとちょっと面倒な薬です。

朝一番に飲んで、飲んだら三〇分以上飲食禁止な理由は、このお薬がなかなか吸収されないためです。胃が空っぽの状態でやっと体の中に入っていきます。

コップ一杯のたっぷりの水で飲み、飲んだあと三〇分横になってはいけない理由は、このお薬が溶けて逆流すると、食道炎や胃炎を起こすことがあるためです。そのためたっぷりの水でしっかり胃の中まで落とし、薬が上がってこないように起きている必要があるのです。少々面倒ではありますし、リウマチなどで朝に痛みが強く、起きているのが辛い患者さんには大変な薬です。

そこで最近では一週間に一回飲むだけでもいいように改良されてきました。どちらでも効果は変わりません。一週間に一回、自分に都合のいい曜日を決めて飲めばいいので負担は少ないでしょう。しかし、飲む曜日を忘れそうな人は、毎日飲むタイプを選びましょう。

### エストロゲン製剤、SERM製剤

閉経をむかえると女性ホルモンの分泌が低下し、骨をつくるよりも壊すほうへバランスが傾き、骨がスカスカになりやすくなります。そのような場合は低下した女性ホルモン、エストロゲンを補えばよいのですが、副作用として性器出血、乳房痛、また乳癌や子宮癌へのリスクが高まる可能性があり、現在ではあまり使われていません。そのかわりに今日よく用いられるのが、SERM（サーム）というお薬です。このお薬は、ある組織ではエストロゲンのような作用をしながら、別の組織では逆にエストロゲンの作用を阻止するはたらきをします。

SERMは今までエストロゲンが骨に結合していた場所に代わりに結合して、骨代謝のバランスを整えてくれます。骨にはたらくのであって、女性ホルモンそのものの作用が出るわけではありません。更年期症状のようなほてり感は多少出る人もいますが、ホルモンバランスが大きく乱れるとか、子宮癌や乳癌のリスクを高める心配はありません。

カルシトニン製剤

このタイプのお薬に飲み薬はありません。週一回の筋肉注射で、骨を壊す細胞のはたらきを抑えるとともに痛みを和らげる効果があります。注射なので通院が必要ですが、骨粗鬆症による痛みには比較的効果が高い薬です。

これらの骨が壊れるのを防ぐお薬は、血液中のカルシウムを減らすことがあるので、薬を飲みはじめてから足がつる、こむらがえりを起こすようになった、という症状が出てくるようなら、主治医の先生に相談しましょう。

カルシウム製剤、活性型ビタミンD製剤

ビスホスホネート製剤やSERMと合わせて、広く使われているお薬です。

ビタミンDは油っぽいビタミンで、腎臓と肝臓で活性化するとカルシウムの吸収を助けます。

しかし腎臓や肝臓が悪い場合や、高齢になるとこの活性化する力が低下してきます。そのためもともと活性化した状態のビタミンDがあれば、カルシウムの吸収がアップするわけです。また、カルシウム自体は腸から吸収されますが、この吸収能力もまた加齢とともに低下してきます。カルシウムは摂りすぎてもある一定以上は排泄されるので過剰になることはあまりありませんが、腎臓が悪くて排泄が低下していたり、この活性型ビタミンD製剤を飲んでいると、高カルシウム血症になることもあります。尿路結石の既往のある人も注意が必要です。高カルシウム血症といっても症状はないことが多いですが、便秘・吐き気・腹痛・倦怠感・多量の尿などが初期症状としてみられます。

## お薬とのつきあいかた

骨粗鬆症の薬や血圧、コレステロールの薬などは、飲み続けることで効果が得られ健康が維持できるものですが、痛み止めや風邪薬はそのときの苦痛を和らげるものです。

薬を使って一時的に痛みが治まっても、腰痛の原因が解決したわけではありません。痛み止めを飲んでも痛みが長引いたり、手や足に痛みが走った場合は、薬でごまかしすぎず、病院で診察を受けるようにしましょう。

薬嫌いの人にも多く出会いますが、あまり我慢していても生活の質が下がりますし、ストレスにもなります。神経が痛みに敏感になることもあります。ひどく痛むときには医師に相談し、薬を服用するといいでしょう。ただし、薬で慢性の痛みを完全に取ろうとすると、薬漬けになる恐れがあります。『痛みと薬とうまく付き合う』といった考えかたがいいかもしれません。

## 漢方

日本では「漢方」や「東洋医学」といわれる中医学は、三千年前ごろに中国で生まれた医学です。中医学の特徴は、身体全体をみることです。身体全体の調子を整え、病気を治します。この考えかたは、西洋医学が臓器や組織や細胞に病気の入る原因を求めるのと対照的です（表8・1）。

### 中医学からみる痛み

中医学には「痛むのは通じない、通じなく即ち痛む（不通則痛〔通じざればすなわち痛む〕）」という言葉があります。身体の中で、気（エネルギー）と血（血液）は経絡に沿って休みなく循環していますが、何かの原因によって気、血が停滞したとき（不通）に、痛みが現れるということです。気血の流れを停滞させる外因として、風邪《ふうじゃ》、寒邪《かんじゃ》、湿邪《しつじゃ》、熱邪《ねつじゃ》があります。また、内因としては陽虚、陰虚、腎虚などの体質的素因と痰湿、於血《おけつ》などの病理産物が関与しています。

多くの痛みは、これらの原因が複雑にからみあって発生します。同じ部位が痛んでも、体質

表8・1　中医学と西洋医学の比較

| | 中医学 | 西洋医学 |
|---|---|---|
| 相　違 | 経験医学<br>心身一如論（心身全体の調和をはかる）<br>個人差重視<br>薬効の安全性<br>天然薬物<br>副作用が少ない<br>証に対する治療、未病を治す<br>病人を治す | 科学医学<br>形態機能論<br>検査データ重視<br>薬効の即効性<br>化学薬品<br>副作用が多い<br>病名に対する治療<br>病気を治す |
| 診　察 | 望診、聞診、問診、切診（腹診・脈診） | 問診、視診、触診、打診、聴診<br>臨床検査（X 線、RI、生化学など） |
| 診　断 | 弁証論治による証の決定（気虚証、気滞証、血瘀証など） | 病名の決定（肺炎、腎炎など） |
| 治　療 | 薬物、鍼灸、気功、按摩、食養療法など | 薬物、手術、化学療法、放射線など |

［劉園英：中国医学の基本概念と特色、木村孟淳、御影雅幸、劉園英共著、“中国医学”、p. 15、南江堂（2005）より許可を得て転載］

と原因によって用いる中医薬は違います。中医薬の選択においては、高度な中医学の理論に基づいて患者の病因を分析し、方薬を調合するのです。

## 中医学における腰痛のメカニズム

中医学では、身体を五つの臓腑（肝、心、脾、肺、腎）に分けて考えますが、腰はこれらすべてに関係が深いと考えられている重要

表8・2　五行色体表

「横一列を一つのグループ」としてとらえます。たとえば「水」のグループ全体を「腎」といいます。すなわち「腎臓、副腎」、「膀胱」、「黒い色」、「しょっぱい味」、「恐怖心、不安感、驚き、ショック」、「耳、二陰＝大小便の出口、即ち尿道と肛門」、「骨、歯」、「髪」、「生殖器」、「脳」、「睡眠」、「冷え、寒さ」などを「腎」と総称します。

| | 臓 | 腑 | 五色 | 五味 | 志 | 官 | 体 |
|---|---|---|---|---|---|---|---|
| 木 | 肝 | 胆 | 青緑 | 酸 | 怒 | 眼 | 筋 |
| 火 | 心 | 小腸 | 赤 | 苦 | 喜 | 舌 | 血脈 |
| 土 | 脾 | 胃 | 黄 | 甘 | 思 | 口唇 | 肌肉 |
| 金 | 肺 | 大腸 | 白 | 辛 | 悲憂 | 鼻 | 皮毛 |
| 水 | 腎 | 膀胱 | 黒 | 鹹 | 恐驚 | 耳 | 骨(歯) |

な部位です。腰痛はとくに腎、肝、脾と密接な関係があります。

西洋医学では腎《じん》は、尿をつくる腎臓を意味しますが、中医学でいう「腎」というのは、腎臓だけでなく、もっともっと広い範囲をとらえています。中医学の基礎理論では、「五行説《ごぎょうせつ》」に基づき、木・火・土・金・水の五つのグループに分類されて考えています（表8・2）。

腎は人の生殖、生長、発育、老化など、生命力の根源に深くかかわる重要なはたらきがあります。慢性疾患の患者さんや高齢の人は、腎の機能が低下している（腎虚）ために腰痛が起こりやすくなります。加齢によっても腰痛は発生しますが、ぎっくり腰や若い人の腰痛にも、必ず腎が関係しています。若い人では性生活の不摂生や過労、ストレスなどによって、一時的に腎の機能が低下することがあります。

このようなとき、風邪や疲労などが誘因になって急性腰痛のぎっくり腰を起こしやすくなります。「腰は腎の府である」といわれるように、腰は腎の位置する場所なだけではなく、腎のはたらきに異常があった場合、必ず症状が現れる場所でもあります。

また、肝は筋膜（筋肉を包んでいる膜）や腱の動きを調節し、腎の精からつくられる血液を蓄えるとともに調節します。脾は飲食物の消化、吸収を行って、体内の水液を調節します。

したがって、腎の機能が低下するのに加え、脾や肝がうまくはたらかなくなると、気血の流れが滞るので、筋膜や腱の伸縮が悪くなって腰痛が起こります。このように、腰痛には、腎、脾、肝という三つの臓器が関わっているのです。

## 中医学の腰痛分類

現代の中医学では、腰痛を「寒湿《かんしつ》」によるもの、「湿熱《しつねつ》」によるもの、「於血」によるもの、そして「腎虚」によるもの、の四つに分類しています。

・寒湿腰痛

症状：腰部が冷たくて重だるい痛みがある。寝返りを打ったり向きを変えたりするときに自由に腰を動かせない。運動障害があり、横になっても痛み、温めると楽になる。曇りや雨の日に悪化する。
予防：適度な運動をすることと、身体（とくに胃腸）を冷やさないようにすること。身体が重だるくなってきたら注意が必要。

・湿熱腰痛／炎症性型腰痛
症状：熱感を伴う腰部の疼痛、特に湿度の高く暑い日や雨の日に疼痛が強くなる。運動をすると楽になり、尿は少なくて色が濃く、また、口が渇いて苦くなる。
予防：適度な運動をすることと、胃にやさしい食事をすること。脂っこいものや辛いもの、熱すぎる物は控えるように。

・於血腰痛
症状：刺すような腰部の痛みがあり、患部場所が常に一定で押すとさらに痛く、夜間に悪化しやすい。重症の場合は、腰を回したり寝返りを打ったりすることができない。大便の色が黒く、舌の色が暗紫。
予防：血流を悪くする脂肪、糖分を多く含む食品や冷たい物を避け、毎日適度な運動をすることが大切。舌の色が暗くなってきたら要注意。

・腎虚腰痛

症状：腰部のだるい痛み、足腰が重く力が入らない。疲れると悪化し、横になると楽になる。長期間治らない。

腎陽虚ではさらに、顔が白く浮腫（むくみ）があり、口の渇きはないが味覚が鈍くなる。多尿で色が薄く、息切れ、無力感がある。腎陰虚ではさらに、口が渇き顔色が赤っぽく、手や足の裏の中心が熱っぽい。胸に熱がこもっている感じがする。

予防：昼間に適度な運動をすることと、夜間はしっかり睡眠をとること。はたらき過ぎなどで昼夜逆転の生活にならないように。

## 中医薬の臨床応用

それぞれの症状の腰痛に使われる中医薬を紹介します（表8・3）。

・急性腰痛によく使う中医薬

1．お腹の圧痛や張りがあり、不安、不眠、いらいらする場合――四逆散《しぎゃくさん》

2．発熱、関節や筋肉の痛み、むくみがある場合――麻杏《まきょう》ヨク《よく》甘湯《かんとう》

表8・3　中医薬の載っている古典文献

| 文　献 | 中医薬 |
|---|---|
| 中国南宋時代に太医局から編集された官製方剤ハンドブック『太平恵民和剤局方』（「和剤局方』とも） | 五積散 |
| 中国東漢時代の名医家張《ちょう》仲景《ちゅうけい》の医学原典『金匱要《きんきよう》略《りゃく》』 | 麻杏ヨク甘湯、苓姜朮甘湯、越脾加朮湯、八味地黄丸、柴胡桂枝湯、四逆散、甘草附子湯、真武湯、芍薬甘草附子湯、当帰四逆加呉茱萸生姜湯 |
| 中国東漢時代の名医家張仲景の医学原典『傷寒論』 | 麻杏ヨク甘湯、苓姜朮甘湯、越脾加朮湯、八味地黄丸、柴胡桂枝湯、四逆散、甘草附子湯、真武湯、芍薬甘草附子湯、当帰四逆加呉茱萸生姜湯 |
| 中国清時代の名医家王清任の著作『医林改錯《いりんかいさく》』 | 身痛逐瘀湯 |
| 初出は中国明時代の医家龔廷賢の原著『万病回春《まんびょうかいしゅん》』 | 疎経活血湯 |
| 中国宋時代の厳用和が臨床経験をまとめた漢方書『済《さい》生方《せいほう》』 | 牛車腎気丸 |
| 中国明時代の医家王肯堂『証治準縄《しょうちじゅんじょう》：女科《じょか》』 | 加味逍遥散 |
| 中国清代の医家銭秀昌の医学書『傷科補要《しょうかほよう》』（1808年） | 補腎壮筋湯《ほじんそうきんとう》 |
| 中国清代の医家鮑相敖の医学書『験方新編《けんほうしんへん》』（1846年） | 壮本丹《そうほんたん》 |

3. 寒がり、手足の冷え、顔色がよくない、冷や汗――甘草附子湯《かんぞうぶしとう》
4. 疲れ感、手足の冷え、めまい、下痢――真武湯《しんぶとう》
5. 冷え、急性突発性の筋肉痛、坐骨神経痛――芍薬甘草附子湯《しゃくやくかんぞうぶしとう》

・慢性の腰痛――中医薬がよく効く

1. 冷えによる腰痛。冷房など寒冷な環境によって生じ、風呂や温泉に入って温まると改善される、冷えると悪化する。筋肉痛（とくに下半身や大腿内側）――五積散《ごしゃくさん》
2. 腰から下が冷えて痛み（坐骨神経痛）、腰が重苦しく、ひどければ水の中に坐っているような感じ。腰以外が重だるい。尿の量や回数が多くなり、冷え性、軽度の浮腫がある――苓姜朮甘湯《りょうきょうじゅつかんとう》
3. 普段から体質が弱く、冷え、寒冷が誘因となって腰痛が起こる場合。腰痛とともに、男性は内股の足のつけ根が、女性の場合は会陰がひきつるように痛む――当帰四逆加呉茱萸生姜湯《とうきしぎゃくかごしゅゆしょうきょうとう》
4. ストレスやイライラが腰痛を引き起こす場合。脇腹のあたりが痛み、痛む部位が移動しがちで、長い時間歩きづらい――加味逍遥散《かみしょうようさん》、あるいは柴胡桂枝湯《さいこけいしとう》
5. 腰部に疼くような痛みがあり、患部に熱感がある。とくに湿度の高く暑い日や雨の日に

疼痛が強くなる――越脾加朮湯《えっぴかじゅうとう》

6．於血腰痛。刺すような痛みがあり、痛む場所が常に一定。重症の場合は、腰を回したり寝返りを打ったりできない――身痛逐瘀湯《しんつうちくおとう》（中国でよく使用される）や疎経活血湯《そけいかっけつとう》

7．腎虚腰痛。腰部のだるい痛み、しびれ感、足腰が重く力が入らない、疲れると悪化しやすく、横になると楽になる。長期間治らない。これは、先天の腎精不足に過労が加わったり、老化や生活習慣病により腎精、腎気が損傷したりすることによる――牛車腎気丸《ごしゃじんきがん》、あるいは八味地黄丸《はちみじおうがん》

## 医食同源による腰痛治療

・「医食同源」とは？

「医食同源」は、五千年の歴史をもつ中国の「薬食同源」思想から来ています。これは、日頃からバランスの取れたおいしい食事をとることで病気を予防し、治療しようとする考えかたです。この考えかたは中医学の中心にあります。この思想の影響は今日でも韓国や日本などで残っています。

医食同源について、

――病気をなおすのも食事をするのも、生命を養い健康を保つためで、その本質は同じだとい

うこと。(『広辞苑』)
——病気の治療も普段の食事もともに人間の生命を養い健康を維持するためのもので、その源は同じであるとする考え方。中国で古くから言われる。(『大辞林』)
などの解釈がありますが、中国の古代文献ではどういわれているのでしょうか?
黄帝内経には「五穀為養、五果為助、五畜為益、五菜為充、気味合而服之、以補益精気(五穀〔麦、黍、稗、稲、豆〕の穀類はおもな食材として五臓を養う。五果〔スモモ、杏、大棗、桃、栗〕の果物は五臓のはたらきを助ける。五畜〔鶏、羊、牛、犬(馬)、豚〕の肉類は五臓を補う。五菜〔葵、藿、薤、葱、韭〕の野菜により五臓を充実させる。このように多くの食材を組み合せると、バランスよく、身体の精気を補うことができる)」とあり、食の医療作用がはっきりと解釈されていました。
昔から薬膳《やくぜん》という言葉がアジアにありますが、これは「医食同源」の「薬と食物は同じものから出ているから、各々の食物にもそれぞれ効能がある」という考えです。各々の食物の薬効を引き出すのに適する調理方法で調理するため、薬膳は漢方薬になる食材を使用した料理が多いのです。
もう一つ、食物に関する中国の言葉に「以類補類(同類の食物によって同類の臓腑組織などを補う)」というのがあります。これも「医食同源」の考えかたから出ている、悪くなっているところと同じものを食べて治すという食事療法です。「肝臓を食べると肝臓によい、心臓を食べると心臓によい」などといわれます。感覚的な発想といえます。

## 腰痛への医食同源の実践例

・寒湿腰痛――以類補類
材料：豚あるいはラムの腎臓二つ、黒豆百グラム、生姜九グラム、茴香三グラム、塩適量。
作りかた：すべての材料を一緒に二リットルのお湯に入れ、三十分ぐらい煮込んで、一日二～三回食用します。

・湿熱腰痛――ヨクイニンお粥
材料：生姜（小間切り）三十グラム、大棗各三十グラム、ヨクイニン百グラム、塩適量。
作りかた：お湯一リットルに入れ、煮込んで、一日二～三回食用します。

・於血腰痛――活血酒《かっけつしゅ》
材料：竇（三十五度の焼酎）二リットル、白芍薬三十五グラム、紅花十六グラム、当帰二十グラム、杜仲十五グラム、枸杞子三十グラム、熟地三十グラム、山茱萸十五グラム、鹿茸五グラム、巴戟天十五グラム、五味子十五グラム、酸棗仁三十グラム、人参三十グラム。
作りかた：ガラスあるいは陶器の広口ビンを用意し、消毒しておきます。ビンに材料を入れ冷暗所に密封し、保存します。三十日ほどすると、飲めるようになります。寝る前に十五～三十ミリリットル飲用します。

・腎虚腰痛（腎陰虚）――クルミ入り蜂蜜（滋養効果に優れた常備薬）

材料：クルミ（からなし）一キログラム、蜂蜜一キログラム

作りかた：クルミをミキサーかすり鉢で細かく砕いて、蜂蜜と混ぜ、一回につき十グラムを一日二―三回食用します。

・腎虚腰痛（腎陽虚）――養命酒（養命酒製造株式会社）

方　法：寝る前に十五～三十ミリリットル飲用します。

## 中医学のことば

経絡：気・血の通り道で、全身を網目状に走って内臓、組織、器官を結びつける。

風邪：現代のカゼは風邪の範疇である。1．体表部で悪風、発熱し、上部で頭痛、鼻水、鼻づまり、喉の痛みを起こす、2．患部は遊走性のために固定せず、症状が出たり消えたりする、3．風寒、風湿、風熱など他の病邪と合併しやすい、4．体が震えたり、痙攣、麻痺を起こしやすい、などの特徴がある。

寒邪：体が冷えている状態を指す。これは体温が体内の陽気によって支えられているが、その陽気を障害することによる。このため気血の流れを妨げ、疼痛症状を起こすとともに胃腸も障害しやすくなり腹痛や下痢をおこす。この症状は暖めると軽減する。

湿邪：体外の湿気の強さにより、体表、関節、筋肉が侵され、四肢倦怠、軽い浮腫、だるい痛みなどを起こす。また、体内で湿気が胃腸に停留し、水分代謝が悪くなることによりしぶり腹や泥状便などを起こす。

熱邪：熱による障害をいい、高熱、悪熱、発汗、口渇などの症状が出る。上部では頭痛や目や歯ぐきが腫れ、出血や化膿の症状も現れる。より深部に侵入すると、心煩《しんぱん》（胸が苦しい状態）や不眠などの精神症状も示すようになる。

陽虚《ようきょ》：陽気のはたらきが低下して、気虚（体のエネルギーが不足した状態）の状態にさらに虚寒（エネルギーが不足して体を温めることができない状態）の冷えが加わる。

陰虚《いんきょ》：体の構成成分の液体（血・体液など）が不足し、消耗、乾燥状態になる。

腎虚《じんきょ》：腎の精気不足。

痰湿《たんしつ》：湿濁の停滞により生じた痰。

於血：生理的機能を失ったり、滞った血。血行障害のようなもの。

水液：体の正常な状態の水分で、臓腑、組織、器官に滋養を与えてそれぞれが円滑に機能するように助ける。

腎の精：人体の成長発育の基礎物質。

痰飲《たんいん》：体内での水分停滞。

経脈：気血が運行する主要な通り道。

腎陽虚：腎陽は全身の原動力であるから、不足すると顔色が青白い・元気がない・寒がる・腰や下肢がだるく無力・性欲減退・尿量減少・浮腫・摂食量の減少・軟便・夜間頻尿などがみられる。

腎陰虚：腎水不足などともいう。腰がだるく無力・頭のふらつき・耳鳴り・遺精・早漏・口の乾き・のどの痛み・両頬の紅潮などがみられる。

# 第9章 手術療法

## 手術のながれ

数カ月の保存療法でも痛みが改善しない場合や、足に麻痺が出現している場合、排尿排便障害が生じている場合には、手術が行われます。以下に基本的な手術のながれを示します。

病院によってシステムに差はあると思いますが、私たちは定時（緊急ではなく予定の）脊椎手術の場合、「手術が安全に行えるか？」「手術を行うことが本当によいのか？」を確認するために、原則として約四日間の検査入院を行って、そのあと約十二日間の手術入院を行います（緊急の場合は除きます）。

### 検査入院（約四日間）

・全身麻酔のための検査（血液検査、呼吸機能検査、心電図など）
・手術方法決定のための検査（脊髄造影、神経根ブロック、筋電図など）

これらの検査を吟味して、手術を安全に行うことができるか、手術によってよくなるかを複数の医師によって検討し、手術療法がよいと考えられる場合に手術入院へ進みます。心臓や肺の合併症が発見された場合などは、検査入院の期間が延期します。主治医より検査の結果と手術について説明を受けます。

## 手術入院（約十二日間）

手術を行う三日前から入院します。手術直前の痛みの状態と全身状態のチェックを行います。検査入院で行ったブロックなどで痛みが改善しているときは、手術をキャンセルすることがあります。

二日前　ナースより、手術前の注意点、手術後の予定の説明があります。担当医師は、手術方法について会議を行い、最終的に不備がないことを確認します。

前日　麻酔科医師、ナースより全身麻酔のオリエンテーションがあり、夜から食事は禁止になります。

当日　朝から飲水は禁止、血栓予防のストッキングをはいて、車椅子で手術室へ移動します。仰向けの姿勢で全身麻酔（静脈注射により麻酔を行い、その後気管チューブによる人工呼吸、動脈で血圧測定）を行います。全身麻酔が完全に終了した状態で、手術用の台に移動して腹ばい（背中が上になる状態）になります。それから、手術する部位を丁寧に消毒し、レントゲンで最終的に手術部位を確認して執刀となるのです。この、手術室入室から執刀開始までの時間が結構ありまして、三十〜四十分かかります。

手術時間は内容によって異なりますが、二〜四時間のものが多いです。無事脊髄の圧迫をとり除くと、内出血が中にたまらないようにチューブを入れて、筋肉と表面の創を縫います（最近では表面の皮膚はホチキスのようなものを使用します）。

ガーゼをあてがって手術が終了すると、麻酔をかけたときのベッドに移動して仰向け（背中が下の姿勢）に戻ります。

そのあと、麻酔を覚ます薬を注射して、目が覚めるのを待ちます。きちんと呼吸して酸素を充分体中に回すことができるようになったのを確認してから、人工呼吸器をはずします（目覚めの早い人と遅い人がやっぱりいます）。意識がはっきりした時点で、神経麻痺が生じていないことを確認して病棟からベッドを運んできてもらい、搬送、帰室となります。

当日は、全身麻酔の影響が多少残るので、食事はできません。無理すると脳貧血などを起こすのでベッドの上で安静にしています。ただし、横を向くことや手足を動かすことは可能で、痛みが強い場合は、痛み止めや安定剤の注射を打つことができます。

このように脊椎の手術は手術以外の準備と終了後の時間がかかるので、待っている人にとっては長い一日ですが、麻酔がかかってしまうと当人にはあっという間のようです。

手術翌日または翌々日　ストッキングと尿管、内出血予防のチューブを抜去し、コルセットを使って、車椅子でトイレに行くことができます。痛みが強くなければ、歩行器を使って歩くこともできます。

4日後　リハビリ科を受診してリハビリを開始します。

7日後　手術創のつきがよければホチキスを除去します。

8日後　手術創を確認して退院することができます。

退院後、十四日過ぎれば、湯ぶねに入ることができます。シャワーを浴びることもできます。コルセットは、骨移植をしていない手術ならば二カ月、骨移植をする手術ならば六カ月が目安となります。

仕事は、職場環境によりますが、通勤が楽など、勤務状況によっては術後早くに復帰することは可能ですが、通常、手術後一カ月くらいとするのが平均的なようです。

三カ月後から軽いスポーツは可能で、六カ月が過ぎれば、最大筋力を使って行うスポーツが可能となります。その間、定期的に外来で症状の経過とレントゲンで脊椎の状態をチェックしていきます。

## さまざまな手術方法

腰の手術は大きく分けて、神経の圧迫を除去する手術（椎間板摘出（ラブ法）、レーザー、開窓術、椎弓切除術）と、ぐらついた脊椎を固める手術（脊椎固定術）に分けることができます。進行した腰部脊柱管狭窄症などでは、神経の圧迫をとって、脊椎をネジと骨移植で固定します。

### ラブ法

代表的な椎間板の摘出手術です。背中からの手術で、椎弓の一部分のみを削って、脱出したヘルニアを取り除いて神経根の圧迫を除去します（図9・1）。手術は全身麻酔で行います。入院は約二週間です。年齢制限はなく、固定術の併用も可能です。八五％で改善され、再発率は二・六％です。

### レーザー治療

高出力レーザー経皮的髄核減圧術（ＰＬＤＤ：percutaneous laser disc decompression）は、保存療法と切開しての手術の中間的治療法で、日本では一九九二年から行われています。

レーザー治療は、皮膚の上から数ミリの針を刺して椎間板中央の髄核にレーザーを照射します。局所麻酔下で可能なので入院が不要で、治療にかかる時間はおおよそ十数分です。原理としては出たものを直接取るのではなくて、皮膚の上から針を刺して、椎間板のまんなかあたりに針の先を伸ばし、ここでレーザーを照射します。そうすると椎間板の中の水分が蒸発して圧

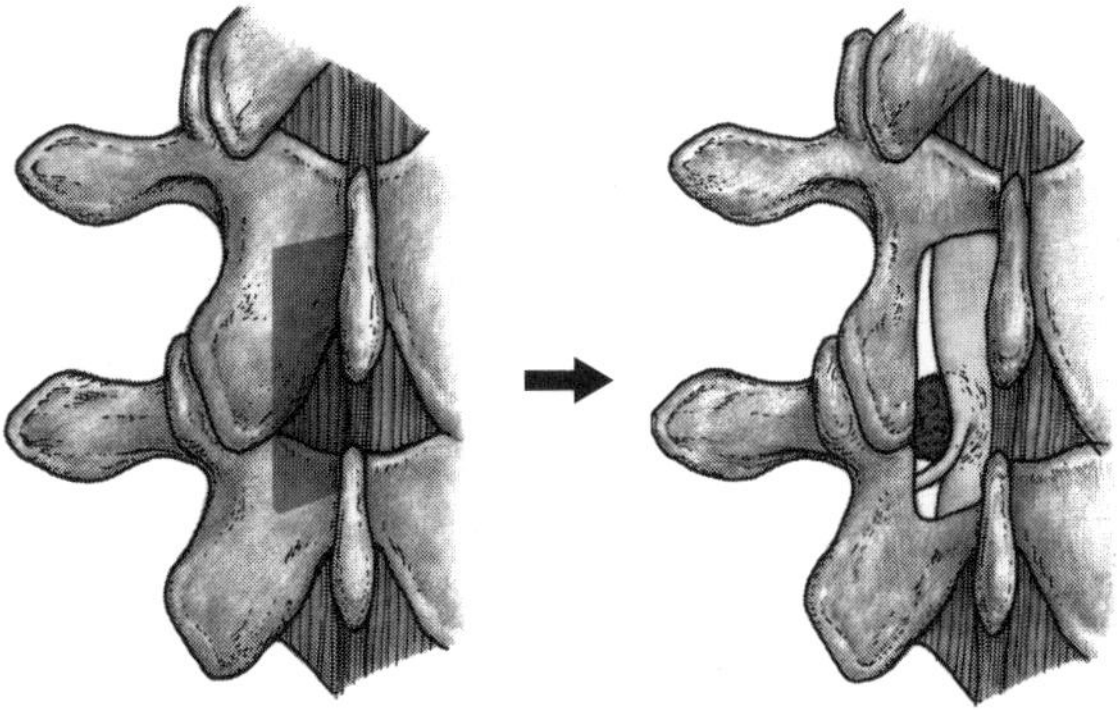

図9・1　ラブ法

が低下し、出っ張ったものが引っ込むという考えかたです。決して椎間板そのものを取るわけではありません。細い針を刺してレーザー照射しますので、患者さんにとっては短時間で終了し、痛みが少なく、よいことも多そうなのですが、いろんな問題点もあることがわかってきました。

一つは圧力を減少させて直そうとしても、変性が進んでしまった高齢者の椎間板に対しては弾力性がないので効果がないことです。勿論、突出したヘルニアを確実に取るわけではないので、完全にヘルニアが脱出してしまうと取れません。

あとは神経合併症です。レーザーを照射する際に針の位置が悪いと、神経を焼いてしまうという合併症があるということがわかりました。

また、制度的には健康保険適応外であるという欠点があり、三十万～四十万円の費用が必要です。健康保険と自費診療の混合診療が禁止されている総合病院では実施することが難しい状態で、保険診療で脊椎脊髄手術を多く行っている医師がレーザー治療を行うことは少ないのです。逆にレーザーでよくならなかった場合や合併症が出てしまった場合に、レーザーを行った施設で追加処置をすることができないことがあります。

### 内視鏡治療

内視鏡治療（ＭＥＤ：micro-endoscoopic discotomy）は、ビデオをみながら手元操作で行う方法で、患者さんの背中に最初は細い筒を刺し、段々太い筒を刺していって、最終的には直径十六ミリの筒を刺し、ヘルニアを取るというものです。ビデオ画像をみながら手元を手術野においで、パンチで硬膜をよけてヘルニアを取り出すと、取れたあとの神経がみえます（図9・2）。

最大の特徴は低侵襲（体に負担をかけない状態）で、皮切・筋肉・腱のダメージが非常に小さいことです。二センチ弱の傷口しか残りません。手術の創は、テープ固定でもいいということで、「バンドエイドサージェニー」ともいわれています。

### 顕微鏡下ヘルニア摘出術

顕微鏡を使用して行うラブ法のことです。顕微鏡によって光源が確保されて拡大されるため、

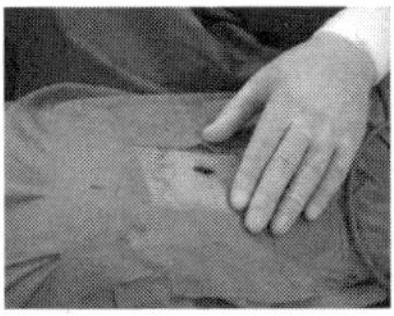
約15ミリの皮膚皮切

図9・2　内視鏡治療（MED）

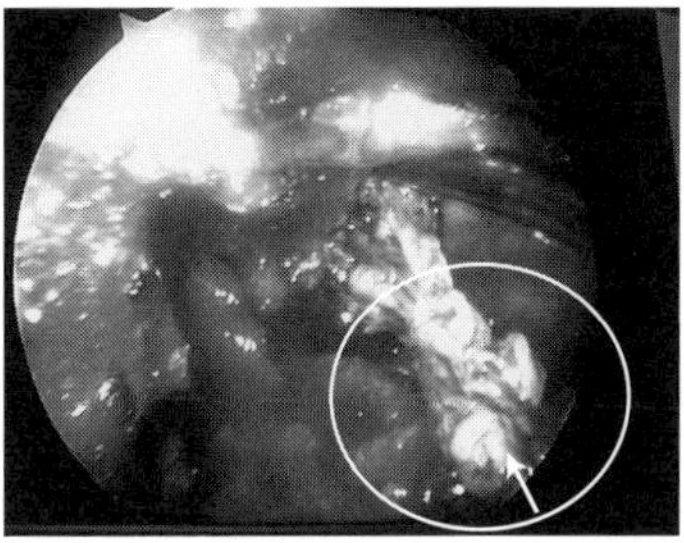
ヘルニアを摘出しているところ

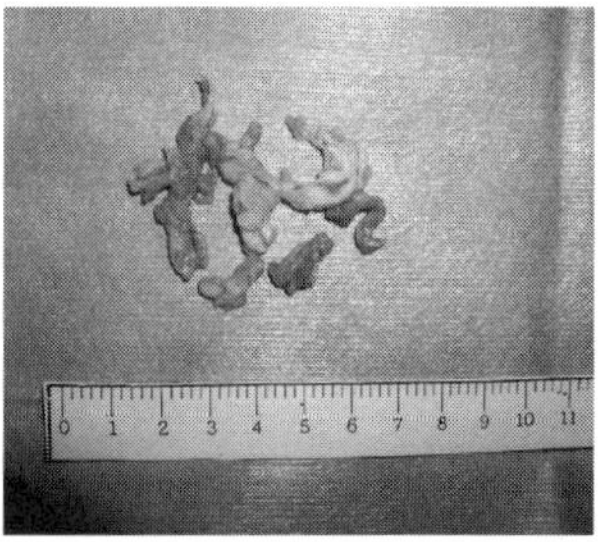

摘出したヘルニア

小さな創でも良好な視野を保つことができるという特徴があります。手術の結果に関しては通常手術と差はありません。

## 開窓術

開窓術は、神経を圧迫している部分の椎弓をくりぬいて窓を開けるように切除します（図9・3）。腰部脊柱管狭窄症、脊柱管狭窄を伴う椎間板ヘルニア、腰椎変性すべり症に対して行われます。開窓術は手術侵襲も小さく、成績は良好で、あらゆる狭窄パターンの腰部脊柱管狭窄症に対して広く施行されています。しかし痛みの原因椎間をしぼりきれない場合などは、治療効果を向上させるためには、追加除圧やインストゥルメンテーション（金属のネジなど）の追加などが必要となることがあります。

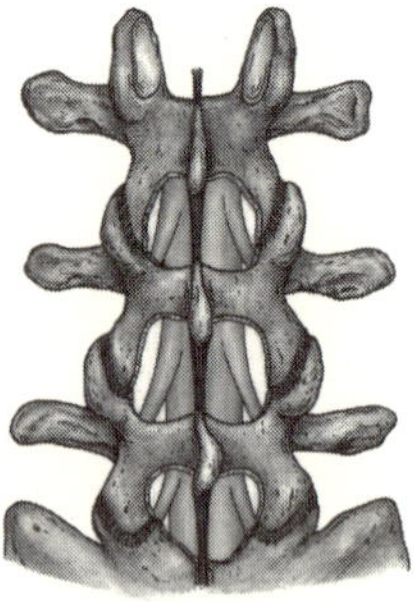

**図9・3　開窓術**
部分的除圧。

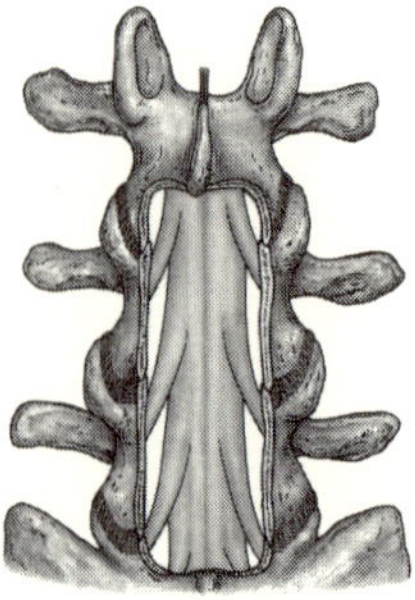

**図9・4　椎弓切除術**
広範囲にわたる除圧。

## 椎弓切除術

開窓術では除圧しきれない広範囲な神経の圧迫がある場合には、椎弓切除術が行われます（図9・4）。椎弓切除には、除圧する範囲によって、椎弓の一部のみの切除を行う場合と、広範囲な切除を行う場合があります。広範囲な除圧が必要で、除圧後に脊椎不安定性が出現する場合には、脊椎固定術が必要となってきます。腰部脊柱管狭窄症の場合、神経学的なレベルが単椎間に限定しづらく、加齢によって腰椎全体の変性や変形が生じているため、除圧範囲を症状が発症している部分のみにとどめるべきか、ある程度の予防的処置を行うために範囲を広げるべきかの判断が分かれる場合があります。

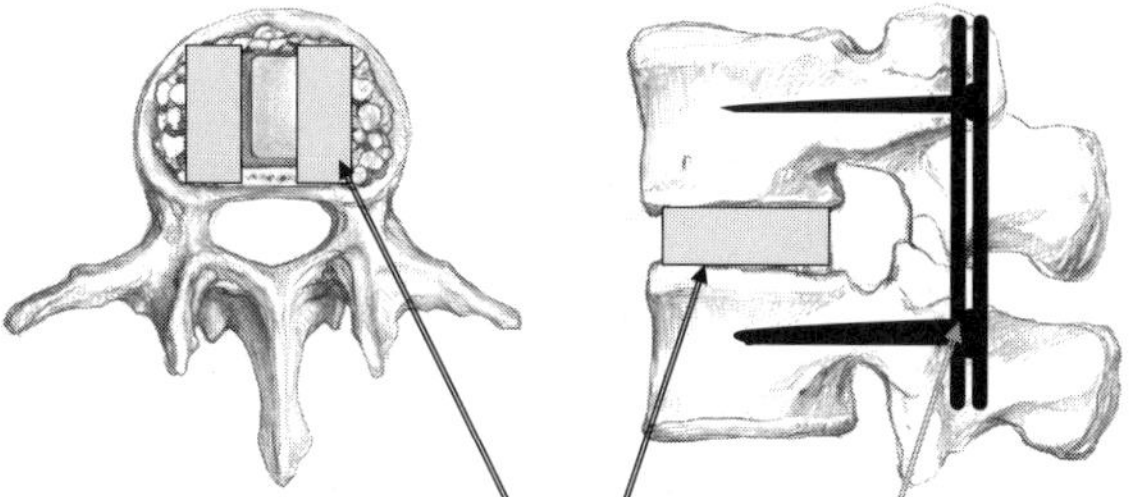


図９・５　PLIF

## 脊椎固定術

腰椎が安定していない場合や、脊椎配列の矯正が必要な場合には、脊椎固定術が行われます。脊椎固定術には、骨移植のみの後側方固定（ＰＬＦ：posterolateral lumbar fusion）が使用されることもありますが、骨の移植だけでは手術後に長い時間寝ていなければならず、またコルセットの着用が必要で、骨癒合が不十分な場合もあります。そのため、不安定性が大きい場合には金属ネジ（ＰＳ：pedicle screw fixation）がＰＬＦと併用されるようになってきています。さらに、後側方部分の骨癒合を得るよりも、椎体部分で骨癒合を得るほうが固定力が強いことが判明し、近年は強い固定が必要な場合にはＰＬＩＦ（posterior lumar interbody fusion：図９・５）が行われるようになっています。

## 手術の大きさ

一カ所の手術でのおおよその手術時間（分）と出血量（g）、創の大きさ（センチ）、手術後歩くことができる日数（日）の目安を示してみました（図9・6）。

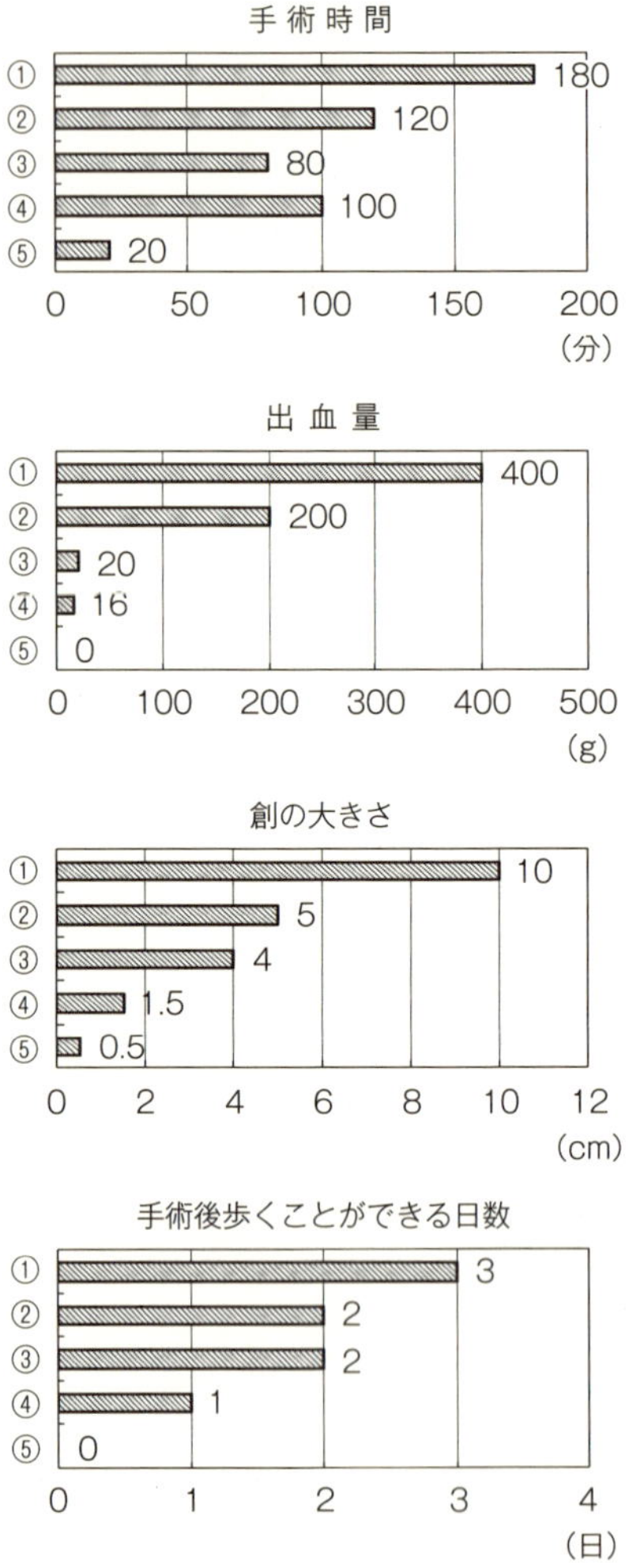


**図9・6**　手術の大きさの目安
①脊椎固定術、②椎弓切除術、③ラブ法、
④内視鏡治療、⑤レーザー治療

手術は小さいほうが手術後は楽なのですが、腰痛の状態によっては、大きな手術でしっかりと治してもらうほうがよいこともあるので、主治医の先生と相談して決めることが大切です。

## iPS細胞

私たちが赤ちゃんとして誕生する前、もとは母親の体の中に存在する一つの受精卵だったわけですが、それが六〇兆個もの細胞から構成されるヒトの体となります。一つの細胞は、いろいろな役目や形の細胞に分化して成長し、分化すればするほど高度なはたらきを行うことができるようになるかわりに、ほかの役割をする細胞に再度変化してゆく力はなくなっていきます。

二〇〇六年に京都大学の山中伸弥教授は、大人のマウスの皮膚細胞に遺伝子を加え、あらゆる組織や臓器に変化する可能性をもった細胞（iPS細胞、人工多能性幹細胞）をつくりだしました。さらに二〇〇七年には、大人の皮膚細胞からもiPS細胞をつくることに成功し、神経の再生などの分野での応用に道を開きました。しかし、一個のiPS細胞を移植してもそれが神経に分化するわけではなく、充分な数のiPS細胞を神経幹細胞へ分化させたうえで移植する必要があり、また腫瘍への変化がないことなどの工夫が今後必要となってくるそうです。

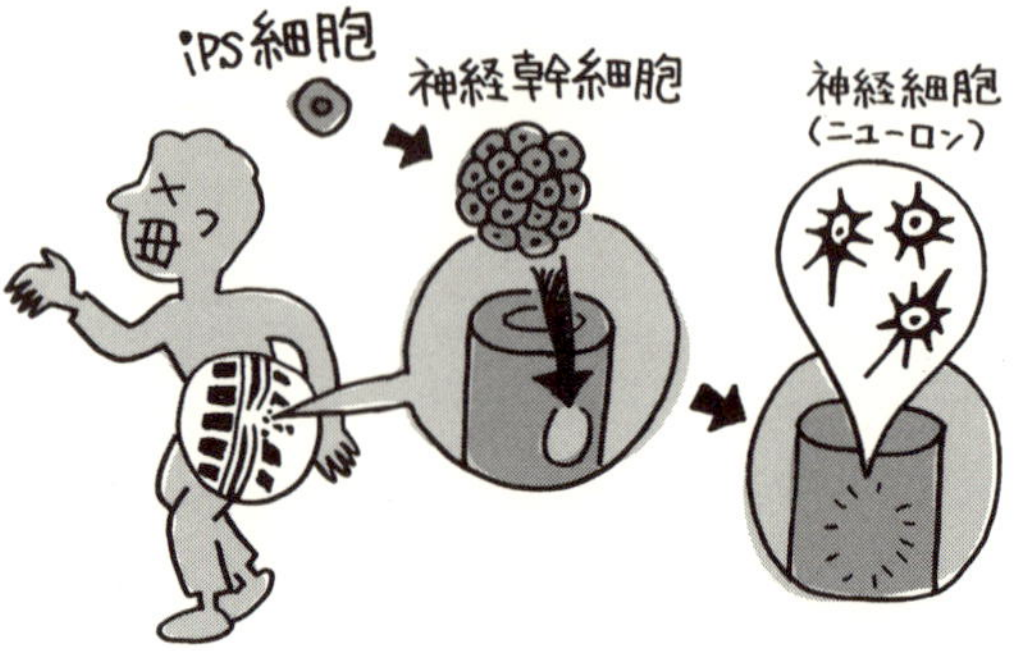

■第10章

# 腰痛Q&A

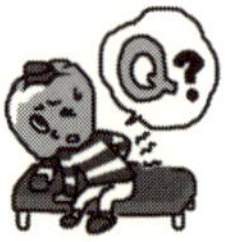


# イスと和式の生活、どちらが腰痛によいのでしょうか？

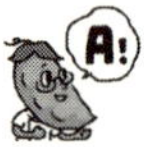


西洋が椅子の生活様式であるのに対し、日本人は畳（座敷）での生活をしていました。その中で姿勢をよくするため日本人の知恵によって生み出されたのが「正座」や「あぐら」で、昔から正しい姿勢として習慣化されていました。「正座」や「あぐら」は、坐骨で座ることができるので、骨盤から背骨に負担の少ない姿勢といえます。しかし、西洋文化でつくられた椅子が日本でも広く使われるようになり、日本人が伝統的にもっていた身体使いや身体に対する意識が、椅子に座ることによって薄れていき、正しい正座姿勢で座ることができなくなってしまいました。

近年、腰痛を患う人が増加してきたのはこんな生活様式の変化も背景にあると考えられます。

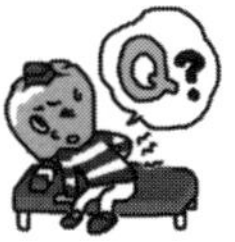


# タバコと腰痛は関係がありますか？

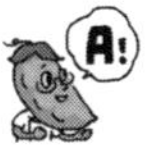


椎間板の変性にニコチンが深く関わるという研究があります。ウサギを使用した研究によると、一日平均三十本以上タバコを吸う人の血中ニコチン濃度と同様の血液濃度のウサギは、四週間で椎間板に変性をきたすことが組織学的に示されました。タバコによって椎間板周囲の血流が悪化したためと考えられます。

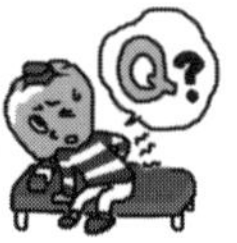


# ストレスと腰痛は関係がありますか？

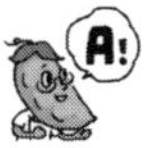


メタボといわれる肥満に関心が集まっていますが、食生活、運動不足、ストレスも腰痛の原因と考えられています。とくに仕事上のストレス要因は、ＩＴ社会になって肉体的利便性と引き換えに増加しています。原因として、精神的な部分での仕事量増加・質的変化、スピード化、対人関係の疎遠、はたらきがい、生きがいの複雑化などがあげられます。そのため、ストレス社会から逃避するようにして無意識のうちに心理的な原因で腰痛をつくりあげてしまうことすらあります。

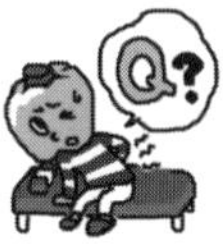


# 腰痛の保存療法の適応（選択）条件と、長所と短所を教えてください。

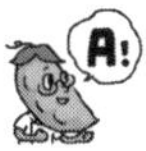


運動麻痺や知覚麻痺など神経脱落症状のある症例以外は、ほとんどの場合に適応があります。保存療法の利点は、たいてい外来で治療ができることで、短所はおもには鎮痛効果を期待した対症療法で根治的治療にはなりにくい点が挙げられます。

保存療法をしてはいけない場合は、神経脱落症状があるもの、膀胱直腸障害、著しい筋力低下や知覚障害を伴うもので、これらは手術療法の絶対適応（必ず手術を選択したほうがよい状態）になります。これらの症例に対して保存療法を行って時間を費やすことは、手術の時機を逃し、神経の障害を不可逆的なものにしてしまいます。

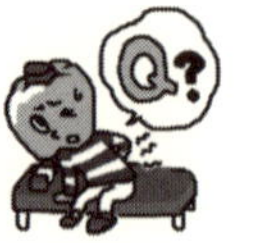


# 保存療法で治る腰痛にはどのようなものがありますか？

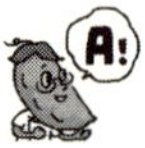


腰椎椎間板ヘルニアや神経根型（片足のみに痛みがあるタイプ）の腰部脊柱管狭窄症は、保存療法で治る可能性があります。腰椎椎間板ヘルニアの治療結果は、保存療法も手術療法も四年以上経過すればまったく差がなく、長期的には保存療法の成績はきわめて良好であるといわれています。また神経根ブロックが二十四時間以上効果のある腰椎椎間板ヘルニアや腰部脊柱管狭窄症では、保存療法で対処可能なことが多いです。

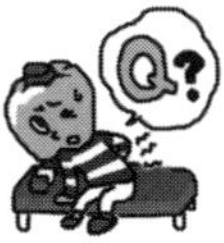


# 腰痛に対して温めてはいけない場合、冷やしてはいけない場合を教えてください。

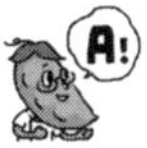


温めてはいけない場合は、出血性疾患を合併していたり、腰部が知覚の低下した部位であったり感染部位であったりする場合があります。

出血性疾患では、温熱療法により血管が拡張し、出血の危険性があります。また感覚が低下していると、やけどが起こっても本人が気づくのが遅れ、深いやけどになる危険性があります。感染部位があると感染の拡大を招くことがあります。

また冷やすことは、血流を悪化させ痛みを強く感じやすくするので、慢性腰痛症・腰部脊柱管狭窄症に対してはよくありません。

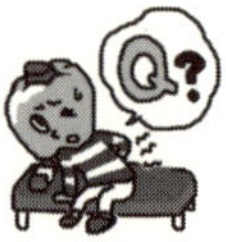

# 整体をはじめとする腰痛の民間療法の注意点を教えてください。

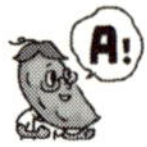

短所は医学的検査ができないこと、すなわちX線検査や血液検査ができないことです。さらに、整体の定義や療法がまちまちであり、それを総括的に評価することができないのが現状です。フィットネスクラブの腰痛教室も多くあります。プールを使用したり、トレーニング室を使って腰痛体操を行ったりするものが主流と思います。問題は、誰が指導してくれるのかです。理学療法士やスポーツトレーナーがついているものであればよいのですが、そのような指導者がいない教室もあります。

利用にあたっては、しっかりした指導者がいるのかどうかを確かめることが大切です。

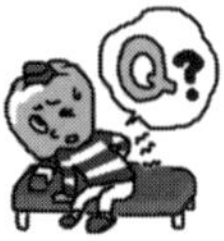


## 腰痛の再発を防ぐには どうしたらよいでしょうか？

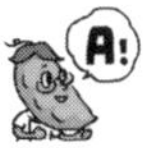


体重を適正に保つことと、肥満の防止と腰痛体操です（第7章参照）。最初は病院でしっかりと指導を受けたほうがよいでしょう。また、ときどき正しい運動療法ができているかどうかのチェックを受けることも大切です。

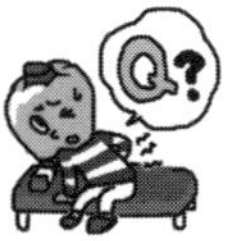


## 腰痛が強い場合、いつごろから腰痛体操を行うのがよいでしょうか？

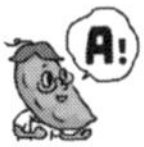


腰痛体操のおもな目的は腰痛の再発防止です。通常は発症後三週間以上経過した、亜急性期から慢性期にかけての時期が開始の目安になります。

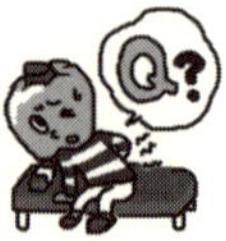


# 痛み止めの副作用である胃腸障害とその対策について教えてください。

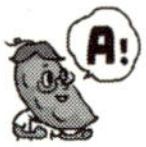


食事の直後や、牛乳といっしょに服用することを勧めます。副作用のうちでもっとも多いのが胃腸障害です。これは、胃粘膜や腎臓におけるプロスタグランジンの合成抑制のためといわれています。

胃腸障害を避けるためには、食事の直後の服用を勧めます。直後の服用は、薬の吸収という点では少し低下しますが、胃腸障害を防ぐには有効です。また食事をとらない場合は、牛乳といっしょに服用するのがお勧めです。

薬剤を坐薬や注射薬、軟膏類に変えることも一法と思います。

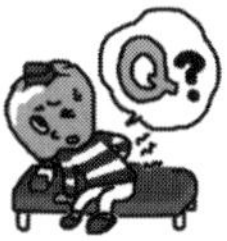


# プロスタグランジン$E_1$について教えてください。

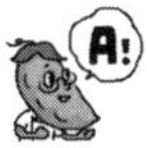


プロスタグランジン製剤の中で、プロスタグランジン$E_1$（PGE1）は血管拡張作用と血小板凝集抑制作用があり、慢性動脈閉塞症に対する薬として広く用いられています。

最近では、その血流改善効果を利用して、腰部脊柱管狭窄症の治療にも用いられるようになりました。

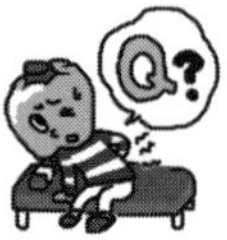


# 腰に金属が入っている場合、MRIやCTを撮ってもいいでしょうか？

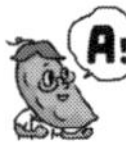


チタンや良質なステンレスの場合は大丈夫ですが、画像のゆがみを起こす可能性があります。MRI検査室内は高磁場ですので、磁気に影響されるものは中に入れることはできません。そのため、金属類やペースメーカーを装着している患者さんはMRIを撮ることはできません。しかし、最近はMRI時代に対応してチタンや良質なステンレスなど非磁性体の金属固定具が用いられるようになっています。腰椎の固定術で使用する内固定金属も最近はチタン製が主流になっており、その場合は術後にMRIを撮ることができます。

CTは金属が入っていても大丈夫ですが、やはり画像は少し金属の影響でみづらくなります。

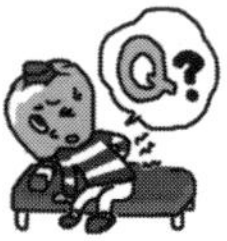


# 腰部脊柱管狭窄症にレントゲンやＭＲＩ検査は必ず必要ですか？

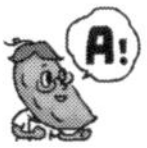


正確な診断には必要となります。腰椎のレントゲンは必須の検査です。ただ、レントゲン写真では脊髄は写りませんので、腰部脊柱管狭窄症の診断にはＭＲＩが欠かせません。ただし、手術を行う場合には、脊髄造影やＣＴなどと併用して診断することが望ましいといわれています。ＭＲＩでは神経が圧迫され、ときには扁平になっているのがみられます。脊髄の通る管が生まれつき狭かったり、骨棘（骨の出っぱり）がみられることがあります。

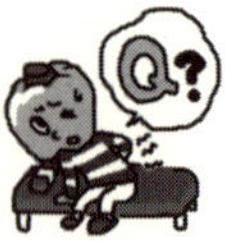


# 腰部脊柱管狭窄症では、どんなふうになったら手術を受けなければなりませんか？

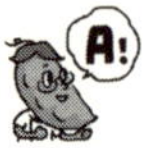


手術以外の治療を三カ月以上続けたにもかかわらず、足の動きが悪くなる、五分以上連続して歩けない、尿の出が悪くなる、痛みやしびれが強いなどの場合が、手術の適応となります。

足にしびれ感がある、腰がときどき痛くなるだけでは手術になりませんが、お薬などでも軽くならない場合、足のしびれや痛みがひどくなって歩きづらくなった場合などは、手術が必要になります。また尿の回数が多くなる（一日十回以上、夜間三回以上）、トイレが間に合わなくなる、洩らしてしまうなどの症状が出てきたら、早めに手術を受けていただくほうがよいと思います。

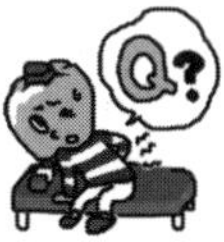


# 腰部脊柱管狭窄症に、薬、首の牽引などの手術以外の方法は効果がありますか？

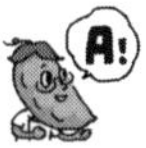


腰部脊柱管狭窄症に使用されるお薬としては、痛み止め（消炎鎮痛薬）、血流改善剤、ビタミン$B_{12}$などが使われます。また外来で腰を牽引する方法もありますが、通常この病気では大きな効果は期待できません。これらの保存療法で効果があるのは症状が比較的軽いときのみで、重症の場合および進行した場合には効果がないといわれています。

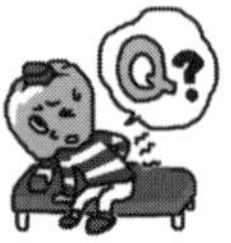


# 腰椎の手術は、年をとっていても大丈夫ですか？

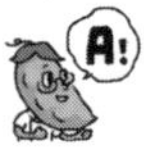


八十歳以上の方でも、手術を受けられ元気に退院してゆく方はたくさんいます。手術前に全身の検査をして、手術の可否が決まります。

　腰部脊柱管狭窄症の手術には特別に年齢制限はありません。年をとっていても麻酔・手術に耐えられる体力があれば、八十歳代でも充分に手術することはできます。

　しかし高齢者の方はすでにいくつかの全身合併症を併せもつ場合が多く、また手術の際の出血、血圧変動などが体に負担となり、手術後には肺炎、消化性潰瘍、認知症（安静期間が長いほど発生しやすい）などが起こることもあります。手術は、御本人・御家族と整形外科医、麻酔医、合併症の主治医とよく相談され、決めることが大切です。

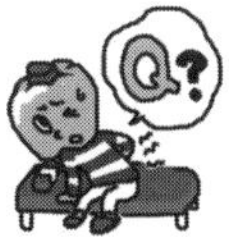


# 腰部脊柱管狭窄症の手術には、どんな方法がありますか？

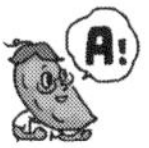


内視鏡手術、脊椎の骨を一部分削る手術（椎弓切除）、金属を使用した脊椎固定術など、手術前の状態によって手術が決まります（第9章参照）。手術は腰の後ろから行う椎弓切除術（後方法）などもありますが、安全で手術成績も良好です。大切なことは、いたずらに手術を怖がらず、症状がひどくならないうちに専門医の診察を受け、手術が必要かどうか決めてもらうことです。

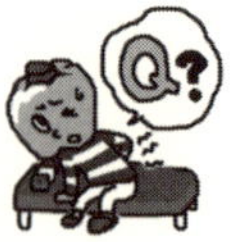


# 腰痛の手術で手足が動かなくなることや、車椅子になるようなことはありませんか？

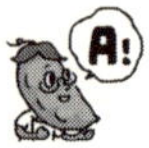


脊椎の専門家が行う手術なので、一般的にはありません。手術前に手術の危険性についての説明もあります。通常は、熟練した医師が手術をするかぎり、神経の障害が起こることはありません。しかしどんなに慎重に手術をしても、ときに明らかな原因がなく足腰が動かしにくくなったり、痛みが出たりする場合があります。

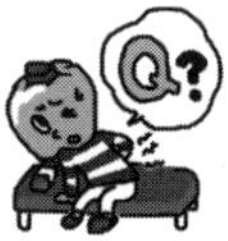


# たくさん手術をしている施設のほうが安全ですか?

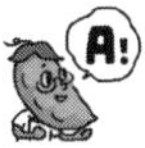


脊柱手術は診断が大切なので、手術件数のみで施設を判断するのは危険だと思います。しかし、経験と実績は診断技術と手術手技が安定化している目安になるはずです。豊富な経験から生み出される最新の治療は、安全性と有効性を重視して開発されています。表10・1も参考になるでしょう。

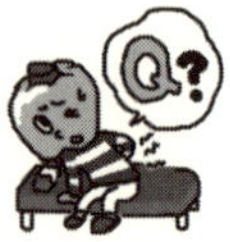


# 退院後の日常生活はどのようにしたらよいでしょうか？

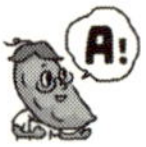


退院後は日常生活においてとくに制限はありませんが、転倒には注意してください。事務職などの軽作業への復帰は術後一カ月、スポーツや肉体労働への復帰は術後三カ月程度が目安となります。車の運転は、手術後四週以降から慎重にスタートしてください。定期的な通院が大切です。手術後は、定期的にレントゲンを撮影して、手術をした部分のチェックを外来で行います。

日常生活における注意点はそれぞれの手術で多少異なります。患者さんの状態や手術方法にも影響を受けますので、細かい点は主治医とよく相談されることをお勧めします。さらに、術後も定期的に通院して、長期にわたって経過を観察しながら指導を受けることが、よりよい状態を維持するために大切です。

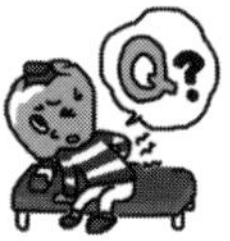


# 診療所や病院で、腰痛をどのように話せばよいですか？

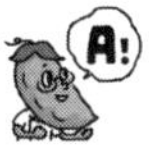


腰痛メモ（5W1Hが大切）をあらかじめ用意しておくと、整理して話すことができます。

腰痛メモ

| | 質 問 | ポイント |
|---|---|---|
| 1 | いつ、どこで痛みが出たか | はっきりしない場合は、とくに痛みが強くなったのはいつでしょうか？ |
| 2 | どのようにして痛みが出たか | ものを持ち上げたときなど、痛みが悪化した原因はありますか？ |
| 3 | 腰のどこが痛いのか | 痛みに加えて、足にしびれなどはありますか？ |
| 4 | どんなときに痛みが強くなるか | 寝ているとき、動作時、歩行時、座っているとき…など |
| 5 | 痛みの質はどうか | じりじり、鈍い、焼けるような、締め付けるような…など |
| 6 | 治療中の病気や、薬のアレルギーなどはあるか | |

表10・1　おもな医療機関の腰痛手術（1）

①脊柱管狭さくの手術件数、②椎間板ヘルニアの手術件数、③手術率（%）。

「ー」は未回答または不明。「国・」は独立行政法人国立病院機構。「セ」はセンター。「ク」はクリニック。「リハ」はリハビリテーション。整形外科、脳神経外科から別々に回答があった場合など、施設名のあとに（整）（脳）と追記した。

［読売新聞 2008年 7月 6日付］

| 都道府県 | 医療機関 | ① | ② | ③ |
|---|---|---|---|---|
| 北海道 | えにわ | 414 | 142 | 9 |
| | 函館中央 | 261 | 159 | 11 |
| | 北海道整形外科記念 | 218 | 148 | — |
| | 北海道中央労災 | 154 | 60 | — |
| | 釧路労災（脳） | 154 | 35 | — |
| | 麻生整形外科 | 116 | 89 | 10 |
| | 釧路労災（整） | 94 | 46 | 6 |
| | 市立札幌 | 84 | 45 | 10 |
| | 北海道大（整） | 60 | 27 | 22 |
| | 札幌医大 | 57 | 45 | — |
| 青森 | 弘前記念 | 203 | 134 | 6 |
| | 青森整形外科ク | 52 | 67 | 4 |
| 岩手 | 県立中央 | 180 | 100 | 14 |
| | 盛岡友愛 | 53 | 56 | 15 |
| 宮城 | 国・西多賀 | 165 | 127 | 35 |
| | 東北労災 | 151 | 15 | — |
| | 松田 | 106 | 37 | 7 |
| | 仙台整形外科 | 85 | 55 | 5 |
| | 仙台社会保険 | 51 | 32 | 24 |
| 秋田 | 仙北組合総合 | 86 | 54 | 7 |
| | 秋田組合総合 | 62 | 68 | 6 |
| | 町立羽後 | 50 | 24 | 4 |
| 山形 | 東北中央 | 149 | 36 | 17 |
| | 日本海総合酒田医療セ | 124 | 26 | 16 |
| | みゆき会 | 81 | 29 | 6 |
| 福島 | 県立会津総合 | 104 | 61 | — |
| | 県立医大 | 74 | 11 | 9 |
| | 総合南東北（整） | 71 | 38 | — |
| | 竹田綜合 | 65 | 39 | 26 |
| | しのぶ | 56 | 63 | 7 |
| 茨城 | 日立総合 | 97 | 53 | 30 |
| | 結城 | 54 | 60 | 1 |
| 栃木 | 独協医大（整） | 200 | 45 | — |
| | 独協医大（脳） | 95 | 6 | 16 |

（つづく）

表10・1　つづき (2)

| | | | | |
|---|---|---|---|---|
| 群馬 | 慶友整形外科 | 268 | 103 | 12 |
| | 群馬脊椎脊髄病セ | 134 | 40 | 15 |
| | 公立富岡総合 | 51 | 55 | 18 |
| 埼玉 | 済生会川口総合 | 172 | 112 | 12 |
| | 埼玉医大総合医療セ | 88 | 21 | 22 |
| | 独協医大越谷 | 74 | 15 | 3 |
| | 埼玉医大 | 71 | 22 | 13 |
| | 朝霞台中央総合 | 55 | 22 | 8 |
| | 熊谷総合 | 54 | 35 | 6 |
| 千葉 | 千葉労災 | 211 | 115 | 21 |
| | 東京歯大市川総合 | 120 | 30 | 15 |
| | 東京女子医大八千代医療セ | 93 | 25 | 20 |
| | 千葉中央メディカルセ | 89 | 46 | 14 |
| | 帝京大ちば総合医療セ | 88 | 14 | 9 |
| | 千葉大 | 75 | 15 | 9 |
| | 松戸市立 | 70 | 24 | 12 |
| | 船橋市立医療セ | 62 | 23 | 9 |
| 東京 | 九段坂 | 540 | 80 | 26 |
| | 国際医療福祉大三田 | 259 | 7 | 16 |
| | 国・村山医療セ | 235 | 126 | — |
| | 日赤医療セ | 182 | 42 | 19 |
| | 西島脊椎ク | 158 | 41 | 29 |
| | NTT 東日本関東 | 125 | 16 | 3 |
| | 苑田第三 | 113 | 32 | 10 |
| | 東京医科歯科大 | 108 | 46 | 6 |
| | 東京医大 | 98 | 38 | 3 |
| | 慶応大 | 96 | 16 | 3 |
| | 武蔵野赤十字 | 95 | 53 | — |
| | 昭和大 | 76 | 62 | 15 |
| | 日大板橋 | 72 | 14 | 8 |
| | 東邦大大森 | 70 | 30 | 20 |
| | 東京労災 | 66 | 48 | 14 |
| | 杏林大 | 61 | 60 | 6 |
| | 慈恵医大（整） | 58 | 25 | 3 |
| | 東京大 | 57 | 23 | 4 |
| | 厚生中央 | 57 | 35 | 14 |
| | 板橋中央総合 | 56 | 44 | 14 |
| | 順天堂大 | 53 | 16 | — |
| | 虎の門 | 52 | 24 | — |
| 神奈川 | 帝京大溝口 | 262 | 55 | 51 |
| | 新横浜スパインク | 258 | 22 | 19 |
| | 関東労災 | 240 | 129 | 13 |
| | 東海大 | 136 | 120 | 12 |
| | 横浜南共済 | 107 | 60 | 5 |
| | 茅ヶ崎徳洲会総合 | 106 | 23 | 3 |
| | けいゆう | 94 | 30 | 12 |
| | 横浜掖済会 | 88 | 36 | 24 |

（つづく）

表10・1 つづき (3)

| | | | | |
|---|---|---|---|---|
| 神奈川 | 済生会横浜市東部 | 86 | 51 | 5 |
| | 横浜労災 | 86 | 22 | 24 |
| | 横浜市立みなと赤十字 | 80 | 60 | 7 |
| | 昭和大藤が丘 | 80 | 10 | 8 |
| | 藤沢市民 | 60 | 30 | 6 |
| | 茅ヶ崎市立 | 58 | 24 | 5 |
| | 厚木市立 | 57 | 16 | 4 |
| | 国・相模原 | 57 | 16 | 6 |
| | 北里大・北里大東 | 51 | 43 | 14 |
| 新潟 | 新潟中央 | 329 | 252 | 23 |
| | 新潟脊椎外科セ | 175 | 83 | 12 |
| | 富永草野 | 95 | 150 | 40 |
| | 新潟労災 | 51 | 43 | 16 |
| 富山 | 高岡整志会 | 455 | 240 | 35 |
| | 富山市民 | 50 | 9 | 5 |
| 石川 | 済生会金沢 | 152 | 80 | 5 |
| | 金沢大 | 100 | 30 | 26 |
| | 金沢医大 | 91 | 61 | 8 |
| 福井 | 福井大 | 196 | 173 | 14 |
| 山梨 | 貢川整形外科 | 195 | 58 | 12 |
| | 山梨大 | 64 | 21 | 38 |
| 長野 | 国保依田窪 | 190 | 109 | 23 |
| | 県立総合リハセ | 166 | 85 | 16 |
| | 安曇野赤十字 | 96 | 40 | 7 |
| | 相澤 | 70 | 58 | 13 |
| | 諏訪中央 | 65 | 13 | — |
| | 信州大 | 55 | 7 | 31 |
| 岐阜 | 羽島市民 | 61 | 12 | 12 |
| | 岐阜大 | 60 | 15 | 25 |
| | 中濃厚生 | 50 | 32 | — |
| 静岡 | 藤枝平成記念 | 170 | 66 | 34 |
| | 沼津市立 | 156 | 22 | 18 |
| | 三島中央 | 125 | 41 | — |
| | 親和会西島 | 65 | 63 | — |
| | 聖隷浜松 | 53 | 51 | 12 |
| | 順天堂大静岡 | 53 | 39 | 15 |
| 愛知 | 名城 | 226 | 71 | 24 |
| | NTT 西日本東海 | 190 | 52 | — |
| | 名古屋第二赤十字 | 186 | 47 | 29 |
| | 中部労災 | 155 | 100 | 17 |
| | はちや整形外科 | 135 | 134 | 11 |
| | 藤田保健衛生大（脳） | 89 | 71 | 64 |
| | 豊川市民 | 70 | 63 | 9 |
| | 藤田保健衛生大（整） | 70 | 21 | 9 |

（つづく）

表10・1 つづき (4)

| | | | | |
|---|---|---|---|---|
| 愛知 | 名古屋大 | 62 | 47 | 36 |
| | あいち腰痛オペセ | 57 | 151 | 3 |
| | 刈谷豊田総合 | 54 | 48 | 12 |
| | 愛知医大（脳） | 53 | 40 | 37 |
| 三重 | 村瀬 | 72 | 30 | 17 |
| 滋賀 | 大津市民（脳） | 185 | 25 | 19 |
| | 滋賀医大 | 60 | 20 | — |
| 京都 | 学研都市 | 151 | 83 | 25 |
| | 武田総合（脳） | 68 | 33 | 6 |
| | 堀川 | 60 | 28 | 18 |
| | 京都府立医大 | 50 | 14 | 6 |
| 大阪 | 大阪厚生年金 | 401 | 89 | 20 |
| | 大阪労災 | 133 | 72 | — |
| | 大阪赤十字 | 94 | 12 | — |
| | 大阪市立総合医療セ | 90 | 34 | 10 |
| | 大阪警察（整） | 74 | 5 | — |
| | 府立急性期・総合医療セ | 67 | 16 | 18 |
| | 松下記念 | 66 | 31 | 9 |
| | 関西医大枚方 | 66 | 35 | — |
| | 東大阪市立総合 | 65 | 52 | 5 |
| | 日本橋 | 62 | 28 | 64 |
| | 大阪医大 | 58 | 7 | 4 |
| | 大阪市大（整） | 52 | 11 | 21 |
| 兵庫 | 関西労災 | 210 | 16 | — |
| | 姫路赤十字 | 85 | 41 | — |
| | 神戸労災 | 81 | 37 | 6 |
| | 国・神戸医療セ | 68 | 46 | 11 |
| | 神戸百年記念 | 64 | 69 | 7 |
| | 市立伊丹 | 60 | — | — |
| | 県立リハセ中央 | 54 | 9 | — |
| | 県立加古川 | 50 | 61 | 17 |
| 奈良 | 天理よろづ相談所 | 66 | 23 | 3 |
| 和歌山 | 県立医大（整） | 197 | 28 | 16 |
| | 和歌山労災 | 75 | 42 | 12 |
| 鳥取 | 山陰労災 | 86 | 49 | 7 |
| | 三朝温泉 | 50 | 27 | 4 |
| 島根 | 玉造厚生年金 | 115 | 88 | 40 |
| 岡山 | 国・岡山医療セ | 285 | 110 | — |
| | 倉敷中央 | 117 | 52 | 11 |
| | 竜操整形外科 | 115 | 105 | 3 |
| 広島 | 広島市立安佐市民 | 320 | 110 | 43 |
| | 厚生連広島総合 | 263 | 64 | 66 |

（つづく）

表10・1　つづき（5）

| | | | | |
|---|---|---|---|---|
| 広島 | 浜脇整形外科 | 198 | 144 | 14 |
| | 市立広島市民 | 79 | 17 | — |
| | 国・福山医療セ | 74 | 65 | 11 |
| | 尾道総合 | 70 | 20 | — |
| | 広島赤十字原爆 | 65 | 52 | — |
| 山口 | 下関市立中央 | 72 | 65 | 14 |
| | 周南市立新南陽市民 | 57 | 48 | 8 |
| 徳島 | 徳島大 | 80 | 20 | 20 |
| | 徳島市民 | 74 | 45 | 34 |
| 香川 | 高松赤十字 | 85 | 96 | 16 |
| 愛媛 | 松山赤十字 | 48 | 26 | 4 |
| 高知 | 海里マリン | 98 | 11 | 5 |
| | 高知医療セ | 89 | 23 | — |
| | 国・高知 | 64 | 11 | 3 |
| 福岡 | 総合せき損セ | 381 | 148 | 27 |
| | 九州厚生年金 | 112 | 32 | — |
| | 九州中央 | 109 | 21 | 26 |
| | 久留米大 | 92 | 19 | 12 |
| | おおみや整形外科 | 86 | 45 | 12 |
| | 北九州市立医療セ | 80 | 48 | 26 |
| | 厚生会佐田 | 76 | 95 | 9 |
| 佐賀 | 佐賀社会保険 | 80 | 68 | 19 |
| 長崎 | 長崎労災 | 151 | 182 | 13 |
| | 三菱長崎 | 121 | 197 | 13 |
| | 長崎原爆 | 91 | 57 | — |
| 熊本 | 熊本中央 | 300 | 80 | 19 |
| | 成尾整形外科 | 292 | 202 | 55 |
| | 中村整形外科 | 130 | 63 | 9 |
| | 熊本整形外科 | 122 | 146 | 29 |
| | 国・熊本医療セ | 92 | 31 | 25 |
| 大分 | 杵築市立山香 | 245 | 57 | 14 |
| | 大分整形外科 | 184 | 95 | 11 |
| 宮崎 | 宮崎大 | 77 | 26 | — |
| 鹿児島 | 南風 | 132 | 78 | 12 |
| | やなせ整形外科 | 132 | 26 | 12 |
| | 整形外科米盛 | 111 | 99 | 26 |
| | 鹿児島赤十字 | 64 | 35 | 15 |
| 沖縄 | 那覇市立 | 38 | 39 | 13 |

## ま



## や



## ら

## た



## な



## は

## さ

# 索　　引

# 著者紹介

## 編著者

**遠藤 健司**

1988年 東京医科大学卒業

1992年 東京医科大学整形外科大学院終了

1992年 米国ロックフェラー大学留学

1995年 東京医科大学霞ヶ浦病院整形外科医長

2007年 東京医科大学整形外科講師

日本脊椎脊髄病学会脊椎脊髄外科指導医、日本整形外科学会認定脊椎脊髄病医、日本整形外科スポーツ、リウマチ認定医、自賠責後遺症顧問医、日本整形外科学会外傷性頸部症候群委員、独立行政法人自動車事故対策機構平成18、19年度後突事故安全技術検討委員、厚生労働省特定疾患対策研究脊椎後縦靱帯骨化症委員

## 執筆・編集

**岡山 晶子**（8章　薬物療法）

東京医科大学薬剤部

**坂倉 圭一**（8章　薬物療法）

東京医科大学薬剤部

**康　玉鵬**（8章　漢方）

東京医科大学整形外科大学院

**木村　大**（編集）

東京医科大学整形外科

（2009年5月末現在）

日本人の腰痛　―痛みの原因と正しい治療法―

平成21年6月30日　発　行

著作者　遠　藤　健　司

発行者　小　城　武　彦

発行所　丸善株式会社

出版事業部
〒103-8244 東京都中央区日本橋三丁目9番2号
編　集：電話(03)3272-7263　FAX(03)3272-0527
営　業：電話(03)3272-0521　FAX(03)3272-0693
http://pub.maruzen.co.jp/



組版印刷・株式会社 精興社／製本・株式会社 松岳社

ISBN 978-4-621-08141-9　C 0047　Printed in Japan